■□■正誤表■□■　　　新現代精神医学文庫　統合失調症

	場所		正	誤
1	P6	22行目	電気痙攣療法（ECT）	ECT
2	P30	22行目	残遺症状	陰性症状
3	P31	17行目	共有精神病性障害	共有妄想性障害
4	P101	11行目	脳室の拡大	脳の拡大

新現代精神医学文庫

統合失調症

新潟大学大学院教授
編著 染矢 俊幸

国立精神・神経センター
武蔵病院院長
監修 樋口 輝彦

株式会社 新興医学出版社

監　修
（国立精神・神経センター武蔵病院院長）
樋口　輝彦

編　著
（新潟大学大学院教授）
染矢　俊幸

執筆者
（新潟大学医学部精神医学教室）

染矢俊幸	千葉寛晃	村山賢一
細木俊宏	塩入俊樹	坂戸　薫
川嶋義章	澁谷太志	渡部雄一郎
澤村一司	北村秀明	村竹辰之
高橋　誠	豊岡和彦	（執筆順）

序

「統合失調症」という病名は、2002年8月に「schizophrenia」の日本語訳として日本精神神経学会が正式採用した新しい名称である。それまでは同学会が1937年に採用した「精神分裂病」という訳語が、65年の長きにわたって公式に用いられてきた。しかし1993年、全国精神障害者家族会連合会から「精神が分裂する病」という語感をもつこの病名はあまりに人格否定的で本人にも告げにくいので変えてほしいという要望がきっかけとなり、1995年以降7年間にわたる詳細な検討を経て「統合失調症」という新しい訳語の誕生となったのである。

さて、訳語をかえれば問題は解決するのか、という意見がある。確かに「schizophrenia」という病気そのものの成因や病態解明、画期的な治療法の開発なしにはすべてが解決するはずもなく、当然そちらのアプローチが「schizophrenia」に関連した問題解決の本筋であることはいうまでもない。しかし「schizophrenia」が精神を病む未解明の難病であるという問題に加えて、「精神分裂病」という言葉自体がもつ語感の問題も決して小さいものではなかった。最近の医療の進歩によって現代の「schizophrenia」は治療可能な疾患になってきているが、「精神分裂病」という古い訳語には治療の可能性がないかのような否定的イメージも包含されているように思われる。医療現場でも、患者や患者の支えとなるべき周囲の人たちに告知できず、そのために正確な情報提供ができない、といった点は大きな問題であった。

しかし大切なことはただ単に「精神分裂病」という言葉を「統合失調症」という新しい言葉におきかえることではない。むしろ用語変更と並行して、「統合失調症」が治療可能で社会参加も可能な病気であり、そのためには早期の適切な治療と周囲のサポートが必要であるという現代にマッチした疾患イメージを広く啓蒙すること、そして患者の社会的不利につながるような偏見の除去を広く行っていくことが重要といえよう。

本書ではまず第Ⅰ章で疾患概念と治療の歴史的変遷を概観し、第Ⅱ章からⅥ

章は症状と経過の特徴、診断や症状評価、心理・社会・生物学的治療という主に臨床的な内容となっている。さらに、第Ⅶ章以降は統合失調症という病気の解明やその治療改善の試みについての最新の研究をとりあげた。できれば順に読み進めてほしい。

　「統合失調症」という新しい名称の誕生を機に、すでに過去のものとなった「精神分裂病」という名称が持つマイナスのイメージが払拭されることを期待するとともに、その一助として、本書が統合失調症の適切かつ温かい理解の促進に役立つことを心から願っている。

2004年6月

染矢　俊幸

目　次

I．疾患概念と治療の歴史的変遷 ……………………………1
1. 統合失調症の概要 ………………………………………1
2. 統合失調症を取り巻く社会的問題 ……………………2
3. 統合失調症の診断上の問題 ……………………………3
4. 統合失調症の治療 ………………………………………4
5. 精神疾患の治療の歴史 …………………………………4
6. 統合失調症に対する生物学的治療法の歴史 …………6

II．症状と経過 …………………………………………………9
1. 統合失調症の症状 ………………………………………9
2. 統合失調症の経過 ………………………………………14

III．疾患分類と診断基準 ………………………………………21
1. 精神疾患分類の歴史的経緯 ……………………………21
2. 操作的診断基準と多軸システム ………………………23
3. 統合失調症の診断基準 …………………………………25
4. 他の精神障害との鑑別診断 ……………………………32

IV．症状評価と臨床検査 ………………………………………37
1. 症状評価 …………………………………………………37
2. 臨床検査 …………………………………………………43

V．心理社会的治療アプローチ ………………………………47
1. さまざまな心理社会的治療アプローチ ………………48

VI．薬物による治療アプローチ ………………………………53
1. 抗精神病薬の歴史 ………………………………………53

2. 抗精神病薬の種類 …………………………………………54
3. 副作用 ………………………………………………………57
4. 離脱症状 ……………………………………………………62
5. 併用禁忌 ……………………………………………………62
6. 抗精神病薬による治療アプローチの実際 ………………63

Ⅶ. 薬物の効果と副作用に影響をおよぼす因子 ……………67
1. 薬物血中濃度 ………………………………………………68
2. 薬物血中濃度に影響をおよぼす因子 ……………………68
3. 血中濃度を検討する際に留意すべき他の因子 …………72

Ⅷ. 病因・病態の理解(1)：画像研究から …………………75
1. CT革命、そしてNMR医学へ ……………………………75
2. PETとSPECTによる神経伝達機能の研究 ………………78
3. PETとファンクショナルMRIによる脳賦活試験 ………79
4. 画像研究を通して見えてきたこと ………………………81

Ⅸ. 病因・病態の理解(2)：疫学と遺伝研究から …………83
1. 疫学 …………………………………………………………83
2. 遺伝学 ………………………………………………………86
3. 分子遺伝学 …………………………………………………90

Ⅹ. 病因・病態の理解(3)：薬理生化学研究から …………95
1. 薬理学的仮説 ………………………………………………95
2. 生化学的研究の実際 ………………………………………97
3. 生化学的研究の成果 ………………………………………98
4. 神経病理学への展開 ………………………………………101
5. 分子遺伝学への展開 ………………………………………102

文献 ……………………………………………………………………105

I. 疾患概念と治療の歴史的変遷

1. 統合失調症の概要

　現時点の知識にもとづいて統合失調症の要約的記述を試みると次のようになるだろう。おもに思春期から成人前期に、特有の精神症状を呈して発病する疾患。早期に適切な治療がなされれば約半数はほぼ完全にあるいは軽度の障害を残して回復する一方、再発しやすい傾向があり、なかには重度の障害にいたる者もいる。発病は脳の生物学的発症脆弱性と心理社会的ストレス因子の相互作用（生物・心理・社会的相互作用）によると考えられているが、すべてが解明されているわけではない。経過や予後もそうした因子の影響を複雑に受け、治療は薬物治療、心理社会的治療によって行われる。

　統合失調症だけでなく、一般に精神病といわれる病気の特徴は、現実検討における重大な欠陥、すなわち、たとえば妄想、幻覚、まとまりのない会話、まとまりのないあるいは緊張病性（後述）の行動などとして現れる。いずれの時代においても世界人口の約1％が統合失調症を患い、毎年新たに200万人の患者がその診断をうけている。

　統合失調症には陽性症状および陰性症状とよばれる症状が存在する。陽性症状は、妄想（実際にはありえないにもかかわらず間違った信念や正しくない判断を持ち続ける）や幻覚（存在しない物体や事象を知覚する）といった精神病性症状とまとまりのない会話や行動といった解体症状の二つに分けられる。陰性症状では、その一部が欠陥症状とも呼ばれてきたが、感情鈍麻（感情表現の幅や強さが著しく低下する）、思考の貧困（会話の内容が貧困になったり、会話量が減少する）、無感情あるいは意欲低下（活動をおこす意欲が低下する）、アンヘドニア（快感を感じる能力が減退する）、非社会性（社会的交流から喜

びを得る能力が低下する)、などを含んでいる(第Ⅱ、Ⅳ章参照)。統合失調症の患者は、陽性症状がきっかけとなって医療の場に連れてこられるのがほとんどであるが、時間経過とともに陰性症状が優位になってくることが多い。

　統合失調症の患者はたとえ病状が回復しても再発しやすいある種の脆弱性を有しており、そのため長期にわたる専門的なケアを必要とする。事実、統合失調症の患者は、自立生活が困難などの理由により、入退院を繰り返すことがある。

　多くの社会で統合失調症には偏見やスティグマ(烙印)がつきまとっており、これらは家族および周囲の人の患者への接し方に少なからず影響を与えている。また、現実社会と普通にかかわりをもてないことが、患者の高い自殺率の原因であるといわれており、上述の偏見やスティグマとともに統合失調症に関する大きな社会的問題である。事実、統合失調症患者の40％に自殺企図があると推定され、約10％が実際に自殺している。

　統合失調症の正確な原因はわかっていないが、いくつかの生化学的・構造的異常が症状をひきおこしていると考えられている。また男女にほとんど同じ割合で発症することがわかっており、罹患率は世界の大半の国でほぼ同程度である。

　統合失調症は青年期(15～30歳)に発症することが多いため、患者は学業なかばであったり、自立できる職業についていない場合が多い。そのため、統合失調症は本来すべての社会経済階層の人に同じ確率で発症するにもかかわらず、発症によりその社会経済的状況に影を落とし収入を減少させてしまうという悪循環が生じることが知られている。

2. 統合失調症を取り巻く社会的問題

　統合失調症は患者の生活に重大な影響を及ぼす。患者に身体的な影響を及ぼす他の多くの慢性疾患と異なり、統合失調症の症状の特徴は主に患者の社会生活に影響を及ぼす。統合失調症の症状は人々があたり前と思っている日常生活

を困難にする。患者の多くが学業を中断し、長期間職場を離れ、そのために経済的に自立できなくなったり、また、身の回りのことに助けが必要となる。統合失調症はさらに、他者との社会的な交流を持ちにくくなる傾向があり、孤独を余儀なくされる患者もいる。患者の自殺率と死亡率が高いことも知られている。ある研究では、統合失調症患者は男女とも予測死亡率が2倍といわれており、その原因は主に自殺と事故であることがわかっている。

　家族への影響も決して小さくない。親は、患者の統合失調症が自分のせいではないかと自責的に考えたり、時に患者のニーズに応え切れないことへの罪悪感に苦しんでいる。また患者の病的な発言や行動が理解できないことや、患者のさまざまなニーズへの対応から精神的疲労に陥ったりしている。さらに他の家族（兄弟、子供）に統合失調症が発症するのではないかという怖れ、患者および患者が接触する人たちの安全に対する心配、治療や介護の費用の負担、など多くの問題に苦しんでいることを忘れてはならない。

3. 統合失調症の診断上の問題

　統合失調症にもっともよく用いられる診断基準は、DSM-IV-TR として知られている「精神疾患の分類と診断の手引」（Diagnostic and Statistical Manual of Mental Disorders, Fourth edition, Text Revision）、および ICD-10 と呼ばれている「国際疾病分類」（The 10th Edition of the International Classification of Diseases）の二つである。しかし統合失調症の原因がいまだに解明されていないことから、診断基準はどれも恣意的な側面があることに留意すべきで、決して完全無欠なものというわけではない。今後、この疾患の機序に関する新しい事実が解明されるにつれ、診断基準もよりよいものに変化していくことは間違いない。

　統合失調症の診断にあたって第一の問題は、たとえ統合失調症と類似の症状を示していても実は統合失調症でないというような、鑑別を要する疾患がいくつかあるということである（第Ⅲ章参照）。

4. 統合失調症の治療

　統合失調症は、単一の因子で発病するのではないと考えられている。ひとりひとりの患者の発症には、種々の要因（たとえば遺伝および環境要因）が関与し、またそれぞれの要因においても異なる複数の因子が関与しているといわれている（第Ⅷ～Ⅹ章参照）。そのため治療は個人個人に合わせて計画し、実施されなければならない。薬物療法、心理社会的療法、さらに、職業復帰療法を個々の患者に合わせてうまく組み合わせることが、患者の社会復帰とQOL向上のためには不可欠である（第Ⅴ～Ⅶ章参照）。

5. 精神疾患の治療の歴史

　それではまず、精神疾患の治療の歴史を概観し、精神疾患の中心を占めてきた統合失調症が時代とともにどのような処遇をうけてきたかをふりかえってみよう。

　精神疾患は、人類が地上に第一歩を記した時から存在していたと考えられるが、ヒポクラテス（紀元前460～紀元前375）の時代までは、憑き物や神のたたりの類とされていたようである。「医学の父」とも呼ばれるヒポクラテスは、精神疾患を医学的疾患として表した最初の人物といわれており、ギリシャ・ローマ時代には、この解釈に基づいて研究と治療が進歩した。

　歴史的後退期：中世（およそ西暦600～1500）を迎え、アラブでは学者の手で精神疾患の研究が続けられたが、ヨーロッパにおいてはまったく異なる状況となり"暗黒時代"と称される。この時期、ヨーロッパでは再び精神疾患は医学的疾患ではなく宗教的あるいは霊的な問題としてとらえがちであり、精神病患者は医学的な治療を受けられなかったようである。

ルネサンス期：ルネサンスの時代（およそ西暦1300～1600）には、医学をはじめとする科学的研究が再開された。精神病を再び医学的疾患ととらえるようになり、医師が積極的に治療に取り組んだ。しかし、治療（たとえば、患者を鎖につなぐ、冷水に浸けるなど）は、どれも残酷で懲罰的なものであり、最終的には何も効果が得られなかった。

近代の精神医療：1700年代後期、フランスのSalpetriere精神病院院長フィリップ・ピネル（Philippe Pinel）は、「狂人の鎖を解き放した」人物として精神病治療に大きく貢献した。彼の医療活動を機に監禁や虐待に終止符が打たれ、人道的治療が開始された。

1800年代後期、数人のドイツ人臨床医が患者の徴候と症状に注目し、さまざまな精神疾患について示唆に富む貴重な記載を残した。その後まもなくして、ドイツの臨床医であるエミール・クレペリン（Emil Kraepelin）（1856～1926）は、現在の統合失調症にあたる精神疾患について、その臨床経過と転帰に関する初めての記述をした。クレペリンはこの障害をdementia praecox（直訳すると「早発性痴呆」）として、同僚のアルツハイマーが記述した痴呆──老年期以降になって発症する深刻な認知機能の障害および精神的荒廃状態（現在のアルツハイマー病）──と区別した。すなわち彼が重視した統合失調症の症状は妄想や自閉的引きこもりで、これらが時間経過とともに次第に増悪する点に注目し、疾患が比較的長期にわたる経過をたどることを強調した。

スイスの臨床医、オイゲン・ブロイラー（Eugen Bleuler）（1857～1939）は現在の統合失調症概念にきわめて大きな影響を与えた臨床医である。クレペリンと異なりブロイラーは、統合失調症を横断面でとらえた際に認められる認知障害や思考障害に注目し、こうした認知障害が統合失調症に共通する基本的な症状であることを強調した。ブロイラーは、思考過程をゆるめばらばらにする障害として認知障害を考え、そのような概念に基づき、この疾患を「schizophrenia」と命名したのである。

ドイツのクルト・シュナイダー（Kurt Schneider）（1887～1967）は、統合失調症に独自の解釈を試み、「一級症状」が統合失調症の診断に重要であることを強調し、統合失調症にみられるさまざまな種類の幻覚や妄想を詳しく記述した。

現在の統合失調症の診断方法はどれも、クレペリン、ブロイラー、シュナイダーの概念を融合したものである。各概念の発表以来、いずれを診断法の中心的概念とすべきかが問題になっている。

6. 統合失調症に対する生物学的治療法の歴史

ロボトミー（前頭葉白質切截術）：ロボトミー（lobotomy）は1800年代に開発され、1935年ポルトガルの精神科医エガス・モーニッツ（Egas Moniz）によって普及した。モーニッツは同僚のリマ（Lima）とともに、攻撃的暴力的行動をコントロールするためにロボトミーを行い、その功績で1949年にノーベル医学賞を受賞している。ロボトミーは、1930年代から1950年代初期、重症の情緒障害の患者に対する治療法として医師に歓迎され、攻撃的かつ暴力的行動を抑制するのに有効ではあったが、患者は不活発となり、著しい自発性の低下を引き起こした。このような欠点に加え、有効な薬剤の登場により、現在ではロボトミーは実施されなくなった。

発作療法：チェルレッティ（Cerletti）とビニ（Bini）は、1938年、統合失調症患者にけいれん発作を誘発させるために電気を利用した。けいれん疾患であるてんかん（epilepsy）の患者には統合失調症の発症率が低いと考えられていたため、統合失調症患者にけいれん発作を誘発させることで、統合失調症の症状が治癒または緩和されるのではないかと期待したのである。1930年代にマンフレッド・ザーケル（Manfred Sakel）は、同じ理由でインスリン昏睡がけいれん発作を誘発することから、それを統合失調症の治療に用いた。同じ頃、ラディスルス・メドゥナ（Ladislus Meduna）はけいれん発作を誘発するメトロゾール（metrozole）を用いて統合失調症の治療を試みたが、ECT、インスリン昏睡、その他の薬剤を使って統合失調症患者にけいれん発作を誘発させる治療法は、いずれも有効性に乏しかった。

薬物療法：現在では薬物療法が統合失調症治療の中心である。薬物療法は、「現代医学」の時代に先立ち、数世紀にわたって行われており、アヘンなどの

生薬は、1800年代以前にもすでに使用されていた。1800年代初期から半ばにかけて化学的に合成された向精神薬がはじめて登場した。最初に合成されたのは、抱水クロラール、モルヒネ、臭化物などで、とくに精神疾患の治療のために作られた薬ではないが、神経系に影響を与える最初の薬剤であった。

1800年代後半、さまざまな精神疾患が本格的に記述されるようになり、1900年代初めにかけてさらに研究が進んだ。精神疾患の存在が確認されると、根本的な原因とその障害の治療法についての仮説が立てられ、研究が重ねられた。1922年クレジイ（Klaesi）は、精神病全般を治療する方法として持続睡眠療法を開発した。しかしその後は、1950年代以降の「精神薬理学の黄金期」まで、精神科薬物療法の分野ではほとんど進歩がみられていない。

1950年代初期、フランスのローヌ・プーラン社によってクロルプロマジンが合成され、統合失調症の治療は大きく前進することになった。クロルプロマジンを統合失調症治療に初めて使用したのは、1952年に研究発表したドレー（Delay）とドニケル（Deniker）とされているが、この抗精神病作用の発見は、当初「これで統合失調症は治った」とさえいわれたほどの画期的な出来事であり、世界中に強い衝撃を与え大きな期待を抱かせた。これに続いて、力価の低い（第VI章参照）抗精神病薬の「類似薬」が数多く合成された。

1957年、ポール・ヤンセン（Paul Janssen）がその後世界的にもっとも普及することになった力価の高い抗精神病薬ハロペリドールを合成した。ハロペリドールの副作用は、クロルプロマジンとはまったく異なり、起立性低血圧と抗コリン作用の発現が非常に少ないことから広く利用されるようになった。その後約40年ほど「ハロペリドール中心の時代」が続くことになる。しかしこれらの薬剤はいずれも陰性症状にはあまり効果がなく、陽性症状に対する効果にも限界があること、錐体外路症状（EPS）などの副作用が問題であることなど、改善すべき点が多かった。

すでに1960年には、クロザピン（日本では未発売）が合成され、他の抗精神病薬より錐体外路症状の発現が少ないことが着目されて、ドイツなどでのクロザピンの使用が広まっていた。しかし1974年、クロザピン治療を受けたフィンランド人患者8名が顆粒球減少症で死亡すると、クロザピンの使用は著しく衰退した。1988年、ケイン（Kane）、メルツァー（Meltzer）らの画期的な

研究によって、クロザピンが従来の古典的な抗精神病薬では効果の得られなかった陽性症状のほかに、陰性症状にも有効であることが実証され、米国では、1990年に血液モニタリングを条件に使用が承認された。「クロザピンの再発見」といわれる出来事である。クロザピンに興味を持った多くの製薬会社は、クロザピンと同等の臨床効果があり、副作用の少ない抗精神病薬の開発に熱心に取り組みはじめ、その結果、リスペリドンが開発されて、1993年米国で承認された。その後、オランザピン、クエチアピン、ペロスピロンなど統合失調症の陽性症状と陰性症状のどちらにも有効で、錐体外路性副作用の少ない抗精神病薬（これらを第二世代、あるいは新規、非定型の抗精神病薬という）がわが国の市場に加わり、現在、統合失調症の薬物治療の主役を担っている。ただしこれらの薬剤も耐糖能異常など解決すべき問題がないわけではない。

　今日では、このようにして誕生してきた第二世代の抗精神病薬を上手に使用することで、錐体外路性や鎮静などの副作用を極力抑えながら最大限効果をひきだすことが可能になりつつある。今後10年間は、こうした薬物治療の進歩をさらに押しすすめる試みや、薬物治療の反応性を通じて病気の解明を進める試み、薬物治療の進歩を心理社会的アプローチのさらなる充実につなげる試みが一層重要になるだろう。この病気の原因解明がさらに進み、それにもとづく治療の進歩がそう遠くない日に訪れることが期待される。

〈染矢俊幸、千葉寛晃〉

II. 症状と経過

1. 統合失調症の症状

　統合失調症の症状は、その現れ方や治療への反応性などから、大きく陽性症状と陰性症状に分けることができる。概していえば、陽性症状は通常ないはずのものがあるといった症状であり、陰性症状はあるべきはずのものがない、といった症状といえる。また、統合失調症の典型的な経過として、急性増悪を繰り返しながら、長期にさまざまな能力が失われていくというパターンがみられるが、急性増悪の時に主としてみられ、薬物治療に比較的反応するのが陽性症状であり、急性期が終わり慢性期に移行した後、長期に渡って持続して認められ、薬物治療にしばしば抵抗性をみせるのが陰性症状であるというとらえ方もできる。以下に陽性症状、陰性症状の代表的な症状を示す。

A. 陽性症状

　統合失調症の陽性症状としては、主に幻覚、妄想および作為体験、解体症状、緊張病症状が挙げられる。これらは統合失調症に特異的な症状ばかりとはいえないが、なかにはかなり特異的と考えられる症状もある。

a-1）幻覚

　幻覚は、実際にはないものが見えたり（幻視）、聴こえたり（幻聴）、感じられたり（幻触、幻臭、幻味、体感幻覚）する症状である。幻覚が認められた場合には、さらに意識状態を判定することが重要であり、意識が清明であれば統合失調症などの精神病性の疾患の可能性を強く示唆するが、意識が清明でないと考えられる状態で認められる幻覚（特に幻視）は、むしろ一般身体疾患や物質による精神障害の可能性を示唆する。統合失調症でみられる代表的な幻覚は、

幻聴である。

　幻聴とは、存在しない音や実際にはいない人の声が聞こえるというものであるが、後者でより強く精神病性障害を疑う。聴こえ方については、実際に本人の頭の外から聴こえてくるかどうか、頭の中であれば、実際に音として聴こえているかどうかを聴取することも重要である。また、本人の考えが声として聞こえる幻聴や、複数の人が話している会話性の幻聴や、本人の行動を説明してくるような幻聴は、統合失調症において特異的な症状とされている。

　幻視は統合失調症ではあまり典型的ではなく、むしろ軽度の意識障害を伴う、一般身体疾患や物質による精神障害において多く出現するため、幻視がみられる場合は特にこれらの疾患群との鑑別が重要となる。

　幻味は実際にはない味覚を感じるものであるが、時に毒を入れられているという妄想（被毒妄想）を伴い、拒食、拒薬を呈したり、治療者へ不信の念を抱くことも少なくない。

　幻臭は実際にはない臭いがするものであるが、不快な臭いであることが多い。自分から臭いが出て他人が嫌がっているという妄想を伴うこともある（自己臭妄想）。

　体感幻覚は通常感じられない感覚が身体の内部に感じられるものである。「頭の中に棒が入っている」、「脳みそをつかまれる」など実際にはありえない奇妙な内容であることが多い。

a-2）妄想

　妄想は、事実と異なっているのに、それに対して強い確信をもち、十分な情報を与えられ論理的に説得されても、訂正されないような判断や考えのことをいう。妄想と判断するには、まず第1にその考えが事実と異なっていることを確認する必要があるが、2人の訴えが異なっている場合には、どちらが正しいかを判断することは事実上困難であり（たとえば、夫婦間の浮気の真偽など）、状況的に正しい側の予測ができたとしても安易に妄想と扱うことは避けるべきで、より正確な事実の把握のためには第3者からの情報が複数得られることが望ましい。診察場面で事実の判定をすることはしばしば困難であり、実際上妄想かどうかの判定に際しては、事実自体が正しいかどうかということのみでなく、本人が何を根拠にどのような経過で判断に至ったか聴取した

上でその妥当性について判定することが多い。妄想と判断するには、次に、その考えが訂正困難であることを確認する必要がある。それは、こういう理由で違うのではないか、といわれて考えを訂正できる場合は、思いこみあるいは誤解であって妄想とはいわない。訂正を試みる場合には、本人の考えが間違っているのではないかと指摘するわけであるから、十分な配慮を持って慎重に行うべきである。幻覚と同様に意識清明な状態で妄想と判断する。著しい記銘力障害のある場合には話のつじつまを合わせるためにその場で話を作り上げてしまう場合があるが、こういった場合は作話といい妄想とは区別する。作話の内容はその場の思いつきで変わり、妄想のように一定の内容が保持されることは少ない。また、精神遅滞もしくは痴呆による知的制限によって物事の理解が不十分な場合に、一見妄想と思えるような言動を呈することがあるが、妄想とは鑑別が必要である。しかしこのような場合には鑑別が困難であることも少なくない。

ⅰ）被害妄想：自分が迫害やたくらみの対象となっているという妄想。
ⅱ）関係妄想：周囲のとるにたらないできごとを自分に関係があると解釈する妄想。
ⅲ）被毒妄想：食事や水に毒が入れられているという妄想。
ⅳ）恋愛妄想：自分が他人から愛されているという妄想。
ⅴ）嫉妬妄想：配偶者もしくは恋人が自分以外の異性と個人的な関係を持っているという妄想。
ⅵ）誇大妄想：自分の能力、実績、家系などについて、現実とかけ離れて高く評価する妄想。

a-3) 作為体験（させられ体験）

自分の考え、感情、意志や行動が外から影響され操られているという体験。

ⅰ）作為思考：自分で考えているのではなく何かに（誰かに）考えさせられているという体験。
ⅱ）思考（考想）吹入：自分の考えの中に他人の考えが入れられているという体験。
ⅲ）思考（考想）伝播：自分の考えが他人に伝わってしまい、自分の考えが他人に知られているという体験。

a-4）解体症状

思考・感情や行動においてまとまりがなく筋道が通っておらず、うまく機能できない場合に解体症状と判断される。

ⅰ）連合弛緩：会話（思考）において、話題が変わりやすく、さらに話題と話題の間の論理的関連が乏しく、話の筋道がはっきりしない場合、連合弛緩があると判断する。

ⅱ）感情の解体：場にそぐわない不自然な感情表出がみられる（例：葬儀の場で楽しそうに笑う）。こういった症状は社会的場面において奇妙な印象を与えてしまいやすい。

ⅲ）行動の解体：目的と一致しない、あるいはまとまりのない行動がみられる。目的にかなった行動ができないという点で社会的能力の低下に直結する。

a-5）緊張病症状

意志の障害と考えられ、他人の意志に対して適切な判断を下して応じることができず、全面的に従ってしまうか、全面的に拒絶するかといった症状を呈する。

ⅰ）強硬症：受動的にとらされた姿勢を変えようとせず、そのままで居続ける。重度のものを蝋屈症という。

ⅱ）反響症状：目の前の人の言葉や動作を模倣する。わざとしているのでなく、そうしてしまうという状態で、意志の力の低下による。

ⅲ）命令自動：指示のままに行動してしまう。

ⅳ）拒絶症：指示にすべて従わず、かえって反対の行動をとる。

B. 陰性症状

統合失調症の陰性症状として、主に感情鈍麻、思考の貧困、意欲低下、アンヘドニア（快感消失）が挙げられる。これらは統合失調症に伴うきわめて重要な症状であり、予後に大きく関連するが、疾患特異性は高くなく、陰性症状のみがみられる場合に統合失調症の診断は下しにくい。一般身体疾患や物質による精神障害、あるいは他の多くの精神疾患が鑑別の対象となる。また、薬物による過鎮静もしくは錐体外路症状による、偽りの陰性症状である場合もあり、その場合には薬剤の減量あるいは変更で、症状の改善がみられる。しかし急激な薬物の減量は病状の再燃にもつながるため、減量は慎重に行うことが望ましい。

b-1) 感情鈍麻
　表情が硬く感情表出が乏しく（感情の平板化）、また、当然感情が表出されるべき場面でも平然としているようにみえる。本人は自覚がないことが多い。薬剤性パーキンソン症候群に伴う仮面様顔貌との鑑別は重要である。

b-2) 思考の貧困
　思考内容は主に会話から判断する。会話量が少なく、内容も貧困である場合に、思考の貧困と判断する。幻聴が持続している場合には会話量も少なくなることがあり、妄想患者で内面では妄想を抱いているが会話が少ない場合や、緊張病症状で会話が少なくなる場合などもあり、これらの鑑別は時に困難である。急性期後に抑うつを呈することがあり、その状態との鑑別も重要であるが、必ずしも容易ではない。

b-3) 意欲低下
　意欲低下は何に対しても意欲がわかず、何もする気が起こらない、という症状であるが、うつ病を初めとする多くの精神疾患で認められ、もっとも特異性の低い症状の一つである。ただし統合失調症の場合には、意欲低下にみえる症状が、幻覚・妄想および解体症状の影響であることも多く、正確な判断が求められる。

b-4) 快感消失（アンヘドニア）
　楽しいはずのことに対しても喜びの感情が生じず、興味深い対象に対しても興味を抱けない。うつ病の興味・喜びの喪失との区別は難しいため、うつが存在するかどうかの判断が重要である。

C. その他の症状
　精神病後抑うつ：急性期後症状の消退後に、うつ症状が目立つことがある。退行的になることもあり、陰性症状が強まったと判断されることがあるが、可逆性である。自殺の危険にも注意が必要。
　水中毒：慢性期の統合失調症にみられ、多量の飲水（時に10ℓにもおよぶ）に伴う低Na血症、意識障害などを呈する状態で、時に脳浮腫から死に至る。薬剤による口渇やSIADH（抗利尿ホルモン不適合分泌症候群）などが原因の一つである。

自殺：これまでの研究によれば、統合失調症患者のおよそ10％が自殺するといわれており、自殺は統合失調症においても大きな問題である。Evenson[2]によれば自殺率は男性で210、女性で90（10万人あたり）であり、男性に多い。また、比較的青年層に多いとされている。自殺の原因については、精神症状の影響（幻聴で「死ね」といわれるなど）と、生活上のハンディキャップに基づく困難や将来への絶望感によるものなどが挙げられる。

2．統合失調症の経過

統合失調症が当初「早発性痴呆」と呼ばれた時代には、症状が時間経過とともに次第に増悪し、疾患が比較的長期にわたる経過をたどるという疾患概念であったため、予後が不良であるという特徴を伴っていた。その後「精神分裂病（群）」と呼ばれるようになっても、予後不良であるという否定的なイメージは払拭されないままであった。しかし時代の変遷とともに新たな治療薬の開発や心理社会的治療により、統合失調症の臨床経過も変わりつつある。

統合失調症は典型的には青年期や成人早期に発症する。男性の好発年齢は20代前半であり、女性は20代後半から30代前半である。成人における有病率は0.5～1.5％であり、女性よりも男性の発症率がやや高いといわれている[7]。発症にはさまざまな要因が関与すると考えられており、その経過や予後も治療や環境的要因などの影響をうける。ここでは統合失調症の初期から中期の経過と長期の経過（予後）を概観し、予後に関連する要因について述べる。

A．初期から中期の経過

この疾患は慢性化しやすいが発症後から中期までの経過は大きく3つの病相期に分けられる[9]。そして発症後の時点で遡ってみると、発症前の前駆症状を認める前駆期が存在する。各病相期の間には絶対的で明確な境界はなく、症状が動揺しながらも徐々に移行する。これらの病相期により治療的アプローチが異なってくる。

①前駆期
　急性あるいは慢性の発症様式にかかわらず、大多数では何らかの形で発症前に前駆症状を示す。社会的なひきこもり、学校や仕事への意欲の喪失、清潔さや身だしなみへの無頓着さ、風変わりな行動、怒りやすさなど多様な前駆症状が認められ、徐々に顕在化してくる。前駆期は数日から数ヵ月の間に発展することもあるが、なかには1年以上続くこともある。しかし、これらの症状は統合失調症に限らず認められるため、この時点での診断は困難である。

②急性期
　前駆症状にやがて幻覚、妄想、まとまりのない会話や行動、緊張病性の行動、陰性症状など明らかな精神症状が現れ、最初の精神病エピソードが明確となる。一般に症状のため自分自身のケアを適切に行うことができなくなったり、社会適応が困難となるため医療機関を受診することが多い。薬物治療による急性期の短縮が予後改善のために重要と考えられている。

③安定化期（回復期）
　この時期には急性期にみられた精神病症状が徐々に軽減してくる。現実感を取り戻す時期であり、将来への不安と焦りを生じることもある。そのためゆっくり社会適応をはかることが必要となる。この病相期は、急性エピソードが現れてから6ヵ月以上続く。

④安定期
　症状は比較的安定し、急性期の症状に比べ軽い。患者は無症状になることもあるし、急性期の陽性症状が減弱した形で残遺症状として認められたり、陰性症状がしばしば続くこともある。疾患の経過中に陰性症状が次第に顕著になるといわれている。また非精神病性の緊張、不安、抑うつ、不眠などの症状をもつこともある。この時期に何らかのストレスが契機となり症状が再燃することがある。症状再燃前に前駆症状を認めることが多く、非精神病性の気分変調、減弱した形の陽性症状や風変わりな行動がみられる。

B. 長期の経過

　統合失調症の多くの縦断的研究は、その経過を発症様式、経過様式、転帰という点で分けている。発症様式は急性型と緩徐に発症する慢性型に分けられ、

経過様式は単調な経過をとる単純型と急性期のエピソードが繰り返し認められる波状型に分けられるが、経過パターンは多様である。

Ciompi（1980年）はローザンヌ大学精神科にはじめて入院した統合失調症の1642名を1963年に調査し、228名の平均36.9年間の経過を、発症様式、経過様式、転帰の違いにより、次の8型に分類した[1]（図1）。

1. 急性に発症し、波状の経過をとり、回復あるいは軽度の状態に至る ……25.4％
2. 緩徐に発症し、単純な経過をとり、中等度あるいは重度の状態に至る …24.1％
3. 急性に発症し、波状の経過をとり、中等度あるいは重度の状態に至る …11.9％
4. 緩徐に発症し、単純な経過をとり、回復あるいは軽度の状態に至る ……10.1％
5. 緩徐に発症し、波状の経過をとり、回復あるいは軽度の状態に至る ………9.6％
6. 急性に発症し、単純な経過をとり、中等度あるいは重度の状態に至る ……8.3％
7. 緩徐に発症し、波状の経過をとり、中等度あるいは重度の状態に至る ……5.3％
8. 急性に発症し、単純な経過をとり、回復あるいは軽度の状態に至る ………5.3％

経過様式は単純経過43％、波状経過50％、不明7％という結果であった。最初の入院時の状態と比較した転帰は、治癒20.1％、軽快42.6％、不変29.8％、悪化5.9％であった。また最終転帰は、寛解26.6％、軽症22.1％、中等症23.9％、重症18.0％であった。

この結果をまとめると波状の経過の方が、単純経過より多く、非常に良好な予後が20〜30％であり、60％以上で最初の入院時に比べ改善がみられた。しかし、症状が変わらないか悪化した予後不良な群は30〜40％であった。

初回エピソードの統合失調症の追跡調査したいくつかの結果では臨床的に転帰良好なのは20％台であったが、社会適応が良好なものはそれよりも多く約半数にのぼっていた（表1）。これらの結果から精神症状と社会適応の状態は必ずしも並行関係にはなく、また転帰も個々の患者では必ずしも並行しないといわれている[3,8]。

1958年から1962年に群馬大学精神科を退院した統合失調症140名の調査が行われた。予後改善を意図した治療プログラムを行うなかで16〜22年後の長期転帰と社会適応経過は以下のような結果であった[10]。

1. 自立：病前と同様な生活、自立独立した生活、主婦など家庭で普通の生活をする
……………………………………………………………………………………41％

図1 統合失調症の経過パターン（Ciompi 1980[1]）

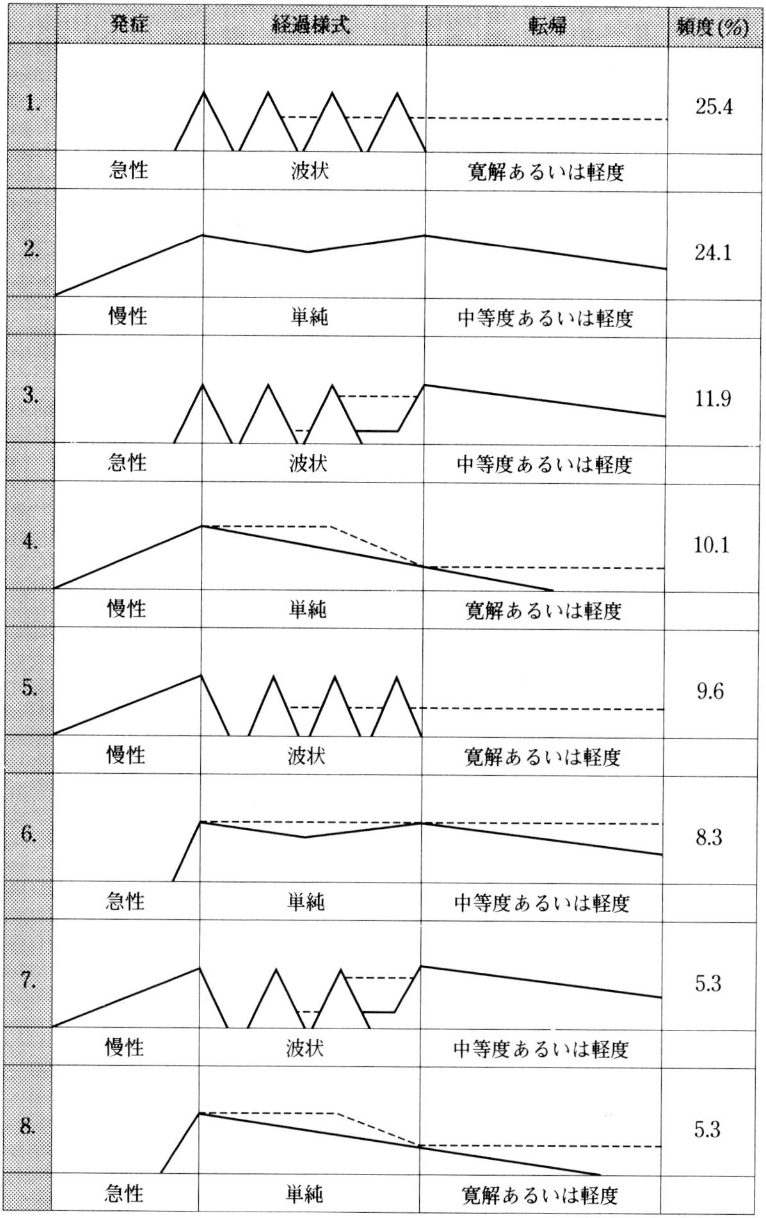

	発症	経過様式	転帰	頻度(%)
1.	急性	波状	寛解あるいは軽度	25.4
2.	慢性	単純	中等度あるいは軽度	24.1
3.	急性	波状	中等度あるいは軽度	11.9
4.	慢性	単純	寛解あるいは軽度	10.1
5.	慢性	波状	寛解あるいは軽度	9.6
6.	急性	単純	中等度あるいは軽度	8.3
7.	慢性	波状	中等度あるいは軽度	5.3
8.	急性	単純	寛解あるいは軽度	5.3

表1 統合失調症初回エピソード例の長期転帰[3,8]

研究報告	平均追跡期間(年)	対象例数	臨床的に転帰良好(%)	臨床的に転帰不良(%)	社会適応良好(%)
Ciompi(1980)	37	289	27	42	39
Bleuler(1978)	23	208	20	24	51
Bland/Orne(1978)	14	90	26	37	65
Salokanngas(1983)	8	161	26	24	69
Shepherd(1989)	5	49	22	35	45
NAGASAKI(1998)	15	65	28	21	40

2. 半自立：ある程度職業能力もあるが、周囲の指導を要し、復帰への意欲が少ない ……9％
3. 家庭内：病前の職場に復帰するまでの準備段階、簡単な作業なら持続的に可能 ……6％
4. 適応不能：家庭内で保護的な生活か、それもうまくいっていない状態………2％
5. 入院：……26％
6. 死亡：……15％

　また他の研究[4]でも発症から早期の経過パターンが長期予後の予測因子となりうるが、慢性化の経過をとっている場合でも約16％が後期に入って寛解しており、地域差が少なくないという結果であった。このように統合失調症の経過は治療により、臨床的転帰だけでなく、社会適応においても改善が期待できるものであり、長期転帰の改善をもたらすためには薬物療法に加えて、社会的治療を含む早期介入や家族や地域でのサポートの長期的継続も重要である。

C. 長期経過に関連する因子

　統合失調症の予後は多くの因子が絡むためその予測は容易なものではないが、これまでの多くの研究から良好な長期予後に関連するいくつかの因子があげられている。それらは、発症年齢が高いこと、女性であること、きっかけになる出来事があるもの、急性発症であること、病前の社会適応が良いこと、気

表2 統合失調症の予後に影響する特徴 (Kaplan & Sadock 2002[5])

予後良好	予後不良
遅い発症年齢	若年発症
明らかな促進因子の存在	促進因子の欠如
急性発症	潜行性発症
社会的、性的、職業的に良好な病前の生活歴	社会的、性的、職業的に乏しい病前の生活歴
気分障害の症状（特にうつ病性障害）	引きこもり、自閉的な行動
既婚	未婚、離婚、あるいは未亡人
気分障害の家族歴	統合失調症の家族歴
良好なサポートシステム	不良なサポートシステム
陽性症状	陰性症状
	神経学的徴候と症状
	周産期の外傷
	3年間寛解がないこと
	頻回な症状再燃
	暴行歴

分の症状があること、既婚であること、気分障害の家族歴があること、統合失調症の家族歴がないこと、サポートシステムが整っていること、陽性症状が主体であること、神経学的機能が正常であること、症状の再燃が少ないこと、などである[5]（表2）。そのほか、陽性症状の持続が短いこと、エピソードの間欠期の機能状態がよいこと、残遺症状が少ないこと、発症後早期の抗精神病薬治療、安定した服薬コンプライアンスなども予後が良いことに関連するといわれている[7]。そのため新たな治療法の開発や、社会的なサポートの整備などにより、統合失調症の予後のさらなる改善が期待される。

（村山賢一、細木俊宏）

III. 疾患分類と診断基準

　本章では、統合失調症の診断について述べる。1980年、米国精神医学会（APA）によるDSM-Ⅲ[1]の発表以来、精神疾患の診断と分類に操作的診断基準が本格導入され、世界保健機構（WHO）による国際疾病分類第10改正（ICD-10）[9,10]にもこの方式が積極的に採用された。

　本章では、現在の代表的国際的診断基準であるICD-10[9,10]およびDSM-Ⅳ[3]の中から特にDSM-Ⅳを中心に、まず①精神疾患分類の歴史的経緯および、②操作診断基準と多軸システムについて概説し、その上で、③統合失調症の診断基準や、④他の精神障害との鑑別診断について述べる。なお、統合失調症の疾患概念については、第Ⅰ章（疾患概念と治療の歴史的変遷）を参照されたい。

1. 精神疾患分類の歴史的経緯

　米国で精神疾患の分類を作成する最初のきっかけは1840年の国勢調査で、"白痴および狂気"というたった一つのカテゴリーについて、その頻度を記録することが目的であった[3]。その後1880年の国勢調査では、躁病、メランコリー、妄想狂、麻痺狂、痴呆、飲酒狂、てんかんという7つの分類に区別された。これらの分類はいずれも統計のためだけの分類といえよう。

　第2次世界大戦では、兵士や退役軍人にみられた疾患を診断するために広範な用語集が米国在郷軍人協会によって作成され、それがその直後WHOによって作成されたICD-6に強い影響を与えた。ICD-6では初めて精神疾患の章が設けられ、10の精神病、9つの精神神経症、7つの性格、行動、知能の疾患の各カテゴリーが含まれた。APA用語統計委員会では、これを受けてICD-6に対応したDSM-Ⅰを1952年に出版したが、ICD-6やDSM-Ⅰなどの精神疾患の分類

は、実際の臨床には広く受け入れられるには至らなかった。WHOでは英国の精神科医Stengelを中心に精神科診断に関する総合的再評価を行い、そこで「信頼性のある臨床診断を推進するためには明確な操作的定義が必要である」という考え方が生まれるが、DSM-ⅡやICD-7,8,9に至る改訂では取り入れられなかった。

　DSM-ⅢはICD-9に対応するものとして、Spitzerを委員長とするAPA用語統計委員会により1980年に発表された[1]。この中でその後世界中の精神科診断学に画期的影響を及ぼしたいくつかの方法論的改革が導入された。すなわち、①明確な診断基準の設定、②多軸システム、③病因論に関して中立を貫こうとする記述的方法などである[7]。一方、ICD-9は診断基準や多軸システムを採用していないが、これは、このシステムの本来の目的が基本的保健統計を集めるためにカテゴリーを定義することだったためと思われる。その後、DSM-Ⅲを使用した経験から、多数の不一致や基準の不明確な箇所が指摘され、APAはDSM-Ⅲ改訂のための実行委員会を作って多くの改訂や訂正を加え、1987年にDSM-Ⅲ-R[2]を出版した。

　WHOのICD-10に関する活動は、その中心的推進者であるSartoriusが述べているように、DSM-Ⅲの刺激を受けて1980年に再開された[6]。ICD-10が目指すものは、世界中で使える共通言語としての病名と分類であり、それによって①正確な情報交換を可能にすること、②精神保健に関する諸問題の国際的相互理解を促進すること、③国際的提携を行い、より正確な実状把握をすること、④精神科治療に関する種々の知識・技術の国際的普及を促進すること、⑤精神保健対策の国際的協力を推進すること、である。DSMと異なる最大の特徴は、各国における分類との整合性を重視している点で、「国によっては他の国にはない独自の下位分類をもっている場合もあるが、それらが翻訳可能であれば、国際的レベルにまでもちあげて取り込むよう努め」、その結果、さまざまな伝統的診断名が包含された構成となっている[6]。協力センターのネットワークを利用し、複数の言語による同時作成という作業も、こうした意図の反映である。DSMと異なる第2の特徴は、使用者に対応した複数の版の作成である。DSMでは、使用者が精神科以外の医師であれ、また医師以外の者であれ同一の版が使われるが、ICD-10では使用者別の版が用意された。たとえば、臨床医が臨

床的場面で使用するための「臨床ガイドライン版」[9]、より均一な患者群を検出するための「研究用診断基準（DCR）」[10]、プライマリケア場面で簡単に用いることができるように、もともとの約1000のカテゴリーを20程度に絞りこんだ「プライマリケア版」、その他「多軸版」、「病院統計用、簡易図解版」、「精神科卒後教育用」などである[6]。しかしながら、DSM-Ⅳが臨床に有用な情報をなるべく多く提供して、診療に貢献したいという立場であるのに対し、ICD-10はむしろ国際的疫学調査などに用いる定義の提供を本来の目的としているために、疾患に関する臨床記述などの情報量はDSM-Ⅳに及ばない。

2. 操作的診断基準と多軸システム

A. 操作的診断基準

診断信頼性を減少させる主な要因としては、①情報分散（情報がばらつくこと）、②観察／解釈分散（観察した症状とその解釈がばらつくこと）、③基準分散（診断の基準がばらつくこと）の3つが知られている[5]。それに対して、診断のために必要な情報を提示し、その観察や解釈についての説明を明記し、得られた情報から診断が下されるための一種の規則、すなわち診断基準を明確に定義することで、それらの要因を最小限にしようというのがDSMの考え方である。DSMでは、特に③基準分散が重視され、そのために明確な操作的定義（＝診断基準）の設定が行われた。これが操作的診断基準である。そしてこれによって必然的に行われる症状項目リストの提示によって、症状学の不足による、①情報分散も同時に大きく改善されている。一方、②観察／解釈分散については、症状学に対する十分な研修が必要であり、DSM-Ⅳでははっきりと「研修や経験が十分でないものに機械的に用いられるべきでない」と述べている[3]。ちなみに、操作的診断基準は精神科に限ったことではまったくなく、原因や分類が定まっていない疾患、たとえば膠原病の一種であるSLEでは、「存在する臨床症状が11項目中4項目以上で確定診断を下す」とされていることを読者はご存知であろう。これもれっきとした操作的診断基準である。

では、実際に操作的診断基準を採用した場合の診断分類システム上の利点はあるのだろうか。北村や高橋によると、以下の点に集約される。つまり、①より信頼性の高い共通言語の提供により、精神保健従事者間のコミュニケーションが促進されたこと、②病気の経過や治療反応性に関する経験が蓄積され、臨床上有用な知識が共有されやすくなったこと、③そのため教育学習効果にすぐれていること、④病気の成因と経過、診断・治療に関する実証的検討が促進され、こうした検討を通じて症候学の見直し、精神疾患の再分類が行われるようになったこと[4,8]、などである。すべて、操作的診断基準の採用により、診断信頼性が高められたことがその基盤となっている。

　精神疾患をもつ患者の診断、治療、処遇に大きな期待が寄せられている現在、専門家の間のコミュニケーションに信頼性の高い有用な情報を提供することは非常に重要である。

B. 多軸システム

　DSM-Ⅳ[3]では、DSM-Ⅲ以降の伝統を引き継いで多軸システムを採用している。多軸システムとは、それぞれ異なった情報に関する数個の軸についての評定を行うもので、臨床家が治療計画を立てたり転帰を予測したりするのに役立つようになっている。すなわち上述した診断的定式化の一部をなすものである。DSMでは以下の5つの軸が採用されている。

第1軸　臨床疾患、または臨床的関与の対象となることのある他の状態
第2軸　パーソナリティ障害、または精神遅滞
第3軸　一般身体疾患
第4軸　心理社会的および環境的問題
第5軸　機能の全体的評定

　第2軸はパーソナリティ障害と精神遅滞を記録するためのものである。また、社会的に著しい不適応を示しやすい人格特徴や防衛機構を記録しておくためにも用いてよい。また第2軸は、パーソナリティ障害の閾値に達しないような顕著な不適応性の人格特徴を示すために用いてもよい。

精神疾患をもつ患者の全般的理解の重要性やその治療のために、一般身体疾患を第3軸に記録しておくべき状況もある。一般身体疾患の中には、精神疾患には直接関係がないにもかかわらず、予後予測的または治療的に重要な意味をもっているものもある（例、糖尿病のある患者が、統合失調症の増悪のため入院、インシュリン治療を行わねばならない場合）。

第4軸には心理社会的および環境的問題を記録するが、これらの問題は、第1軸や第2軸に記載させている精神疾患の診断、治療、予後に影響することのあるものすべてである。たとえば、心理社会的または環境的問題には、人生の不幸な出来事、環境的な困難または欠如、家族的または他の対人関係上のストレス、社会的支持または人的資源の不足、またはその人の困難を発展させる状況と関連のある他の問題などがあり得る。

第5軸は、患者の機能の全体的レベルについての臨床家の判断を記録するためのものである。この情報は"機能の全体的評定尺度"（GAF）を用いることで行われ、治療の計画を立て、治療の効果を評価し、また転帰を予測することに役立つ。GAF尺度は、身体的（または環境的）制約による機能障害は含まず、心理的、社会的および職業的機能のみについて点数がつけられる。

3. 統合失調症の診断基準

A. 統合失調症の DSM-Ⅳ 診断基準

DSM-Ⅳ[3]による統合失調症の診断基準を表3に示した。まとめると、①基準Aの幻覚や妄想などの5項目のうち少なくとも二つが同時に1ヵ月以上存在し、②これらの精神症状のため対人関係や仕事、教育、身の回りの始末などで重篤な機能不全に陥っており、かつ③前駆期や残遺期を含めて全体的な持続期間が6ヵ月以上ということになる。基準D,E,Fは除外診断である[3]。

しかしながら基準Aの注の"妄想が奇異なもの（妄想が明らかに受け入れがたく、理解不能で、通常体験からはかけ離れている場合）であったり、幻覚がその者の行動を逐一説明するか、または2つ以上の声が互いに会話しているも

表3　DSM-Ⅳ[3]による統合失調症の診断基準

A. 特徴的症状：以下のうち二つ（またはそれ以上）、おのおのは、1ヵ月の期間（治療が成功した場合はより短い）ほとんどいつも存在
   (1) 妄想
   (2) 幻覚
   (3) 解体した会話（例、頻繁な脱線または滅裂）
   (4) ひどく解体したまたは、緊張病性の行動
   (5) 陰性症状、すなわち感情の平板化、思考の貧困、または意欲の欠如
     注：妄想が奇異なものであったり、幻聴が患者の行動や思考を逐一説明するか、または二つ以上の声が互いに会話しているものである時には、基準Aの症状一つを満たすだけでよい。

B. 社会的または職業的機能の低下：障害のはじまり以降の期間の大部分で、仕事、対人関係、自己管理などの面で一つ以上の機能が病前に獲得していた水準より著しく低下している（または小児期や青年期の発症の場合、期待される対人的、学業的、職業的水準にまで達しない）

C. 期間：障害の持続的な徴候が少なくとも6ヵ月間存在する。この6ヵ月の期間には、基準Aを満たす各症状、すなわち、活動期の症状は少なくとも1ヵ月（または治療が成功した場合はより短い）存在しなければならないが、前駆期または残遺期の症状の存在する期間を含んでもよい。これらの前駆期または残遺期の期間では、障害の徴候は陰性症状のみか、もしくは基準Aにあげられた症状の二つまたはそれ以上が弱められた形（たとえば、風変わりな信念、異常な知覚体験）で表されることがある。

D. 失調感情障害と気分障害の除外：失調感情障害と気分障害、精神病性の特徴を伴うものが、以下の理由で除外されていること
   (1) 活動期の症状と同時に、大うつ病、躁病、または混合性のエピソードが、発症している。
   (2) 活動期の症状中に気分のエピソードが発症していた場合、その持続期間の合計は、活動期および残遺期の持続期間の合計に比べて短い。

E. 物質や一般身体疾患の除外：障害は、物質（例、乱用薬物、投薬）、または、一般身体疾患の直接的な生理学的作用によるもの

F. 広汎性発達障害との関係：自閉性障害や他の広汎性発達障害の既往歴があれば、統合失調症の追加診断は、顕著な幻覚や妄想が少なくとも1ヵ月（治療が成功した場合はより短い）存在する場合にのみ与えられる。

縦断的経過の分類（活動期の症状が初めて発症してから少なくとも1年を経過した後にのみ適用できる）
   挿話性でエピソードの間欠期に残遺症状を伴うもの：以下も特記せよ：顕著な陰性症状を伴うもの
   挿話性でエピソードの間欠期に残遺症状を伴わないもの
   持続性：以下も特記せよ：顕著な陰性症状を伴うもの
   単一エピソード、部分寛解：以下も特記せよ：顕著な陰性症状を伴うもの
   単一エピソード、完全寛解
   その他、または特定不能

のである時には、基準Aの症状を一つ満たすだけでよい"などのように、精神症状が統合失調症により特異的とされる場合には閾値が下がるなどの臨床上の工夫が随所になされている（表3参照）。ちなみに、Schneiderの"一級症状"に含まれているような妄想は一般に奇異とされ、これには思考奪取、思考吹入、被支配妄想などがあると説明されている。また、前駆期とは、基準Aを満たすような症状が認められる以前の時期に基準Aの症状が弱められた形(たとえば、妄想までには至らないが、関係念慮〔妄想のように確信ではなく、「〜のような気がする」といった程度に妄想が弱められた考えを念慮という〕や奇妙な信念などが存在する)で現れる時期である。一方、残遺期は、比較的重症の徴候や症状が認められる"活動期"を経て治療により、やはり基準Aの症状が弱められた形で残存している時期をいう。

この他、幻覚、思考障害（解体した会話）、解体した行動、緊張病性行動、陰性症状についても本マニュアル[3]に詳細な説明と解釈上の注意が述べられているので参照してほしい。

B. 統合失調症の病型分類

統合失調症は、以下の5つの病型に分類される（表4）[3]。ただし、病型は評価時点での優勢な症状によって定義される。病型の特定診断は、もっとも最近の診察、または治療を開始するに至った臨床像に基づいてなされ、それゆえ経過中に変化することもある。

病型の選択には、次に示したようなヒエラルキー（階層）が存在している。①顕著な緊張病症状が存在する場合には（他の症状が存在することと関係なく）、緊張型とする。②解体した会話や行動、平板化、たまには不適切な感情が顕著な場合は（ただし、緊張型ではない場合）、解体型とする。③妄想へのとらわれや、頻繁な幻覚が顕著な場合は（ただし、緊張型や、解体型でない場合）、妄想型とする。鑑別不能型は、顕著な活動期の症状を示すが、緊張型、解体型、妄想型のいずれの基準をも満たさないような状態を記述するための残遺的なカテゴリーである。残遺型は、以前に統合失調症の持続的証拠があったが、活動期の症状の基準を、もはや満たさない状態のものである（表4）[3]。言い換えると、緊張型→解体型→妄想型→鑑別不能型→残遺型という順に、病

型選択の診断を進めていけば良いわけである。各病型についての詳細な記載は本マニュアル[3]を参考にされたい。

表4 DSM-Ⅳ[3]による統合失調症の各病型の診断基準

■295.30 妄想型の診断基準
以下の各基準を満たす統合失調症の一病型：
A. 一つ、またはそれ以上の妄想、または頻繁に起こる幻聴にとらわれていること。
B. 以下のどれも顕著ではない：解体した会話、解体したまたは緊張病性の行動、平板化したまたは不適切な感情

■295.10 解体型の診断基準
以下の各基準を満たす統合失調症の一病型：
A. 以下のすべてが顕著にみられる：
　(1) 解体した会話
　(2) 解体した行動
　(3) 平板化した、または不適切な感情
B. 緊張型の基準を満たさない

■295.20 緊張型の診断基準
以下の少なくとも二つが優勢である臨床像をもつ統合失調症の一病型：
　(1) カタレプシー（ろう屈症を含む）または昏迷として示される無動症
　(2) 過度の運動活動性（明らかに無目的で外的刺激に影響されないもの）
　(3) 極度の拒絶症（あらゆる指示に対する明らかな動機のない抵抗、あるいは動かそうとする試みに対する硬直した姿勢の保持）あるいは無言症
　(4) 姿勢（意図的に不適切なまたは奇異な姿勢をとること）、常同運動、顕著な衒奇症、顕著なしかめ面などとして示される自発運動の奇妙さ
　(5) 反響言語または反響動作

■295.90 鑑別不能型の診断基準
基準Aを満たす症状が存在するが、妄想型、解体型、緊張型の基準は満たさない統合失調症の一病型

■295.60 残遺型の診断基準
以下の基準を満たす統合失調症の一病型：
A. 顕著な妄想、幻覚、解体した会話、ひどく解体したまたは緊張病性行動などの欠如
B. 陰性症状の存在または統合失調症の基準Aの症状が二つ以上、弱められた形（例：風変わりな信念、普通でない知覚体験）で存在することによって示される、障害の持続的証拠がある

C. 症例による診断例

妄想型統合失調症の症例の現病歴と精神科初診時の所見を表5に示した。下線部分に注目していただきたい。具体的に説明すると、下線部②、③、⑥の記載から被害・注察妄想と幻覚（幻聴）が存在し、下線部①よりこの期間は1ヵ月以上持続していることから、統合失調症の診断基準のA項目を満たす。さらに、B項は下線部④と⑤より、C項は下線部①、D,E,F項目の除外診断は下線部⑧に当たり、下線部⑦は病型である"妄想型"を示唆する所見である。

このようにして統合失調症と病型の診断はなされていくわけであるが、実際

表5　統合失調症の症例

【現病歴】

29歳の主婦。2年前に交通事故を起こし、その際、事故の相手がヤクザ関係で示談がこじれたことがあった。

<u>8ヵ月ほど前から</u>(1)、<u>夜中に誰もいないはずなのに、「お前をどこまでも追っかけてやる」と脅すヤクザの声が聴こえ出した。</u>(2)　そして、<u>買物に行っても黒塗りの車に尾行されたり、家の中に隠しカメラや盗聴器がしかけられて、自分の行動が見張られたりする</u>(3)ようになった。また、TVでも自分のことを言われているように感じ、怖くなった。そのため、「交通事故をしたせいで、ヤクザに殺される」と警察にかけ込んだが、相手にされなかった。<u>家事や育児もできなくなり、一日中雨戸を閉めた家に閉じこもる</u>(4)ようになったため、家族と共に精神科を初診。

【初診時所見】

独歩にて、夫と共に入室。<u>服装は汚く、髪は油っぽく、化粧もない</u>(5)。何日も入浴できていないといった印象。態度は反抗的というほどではないが、協力的ではなく、治療者を妄想対象の仲間と思っているのか、やや拒否的である。表情は明らかに不安が強く、キョロキョロと周りをしきりに伺い、ちょっとした音に非常に敏感である。「<u>ここにもヤクザの仲間がいるので安心できない、さっき声が聴こえてきた</u>(6)。」と述べ、思考内容の異常を認める。思考障害については、<u>明らかな連合弛緩や解体した言動はない</u>(7)。注意・記憶・言語に明らかな障害は認めず、抑うつ症状もはっきりしない。また、<u>物質の使用や身体疾患の存在、あるいは発達上の問題はない</u>(8)。

の診断に際してはこのようにスムーズに進むとは限らない。もちろん、精神症状を正しく見きわめる精神科症候学の知識が重要となることはいうまでもない。

D. 統合失調症の経過に関する記載

　さらにDSM-Ⅳ[3]では、以下に示した経過に関する記載がなされる場合がある。これらの用語は、活動期の症状の始まりから少なくとも1年が経過した後、初めて適応できる。すなわち最初の1年間は、経過を特定する用語は用いられないわけで、たとえば、表5の症例では8ヵ月間の病期しかないために、経過に関する記載は初診時から4ヵ月後に初めて可能となる。

　挿話性でエピソードの間欠期に残遺症状を伴うもの：エピソードの間欠期には臨床的に明らかな残遺症状がある複数のエピソードをもった経過の場合に適用される。もしこれら残遺期の間に顕著な陰性症状があれば、顕著な陰性症状を伴うものと付け加えることができる。
　挿話性でエピソードの間欠期に残遺症状を伴わないもの：エピソードの間欠期には臨床的に明らかな残遺症状がない複数のエピソードをもった経過の場合に適用される。
　持続性：基準Aの特徴的な症状が経過のすべて（または大半）を通して満たされた場合に適用される。これに顕著な陰性症状を伴う場合には、顕著な陰性症状を伴うものを付け加えることができる。
　単一エピソード、部分寛解：基準Aを満たす単一エピソードにあったものが、いくらかの臨床的に明らかな陰性症状を残している場合に適用される。これらの残遺症状が顕著な陰性症状を含んでいれば、顕著な陰性症状を伴うものと付け加えることができる。
　単一エピソード、完全寛解：基準Aに適合する単一エピソードがあったが、臨床的に明らかな残遺症状が残っていない場合に適用される。
　他のまたは特定不能の型：上記以外、または特定不能の経過型があった場合に用いられる。

4. 他の精神障害との鑑別診断

A. 統合失調症の位置付け

　DSM-Ⅳ[3]では、統合失調症は「統合失調症および他の精神病性障害」の中に分類されている（表6）。ここで「精神病性」という用語に関して少し述べると、DSM-Ⅳでは「統合失調症、統合失調症様障害、失調感情障害、および短期精神病性障害では、妄想、何らかの顕著な幻覚、解体した会話、解体したまたは緊張病性の行動を示し、一般身体疾患による精神病性障害や物質誘発性精神病性障害では、妄想または洞察を伴わない幻覚のみを示している。また、妄想性障害や共有精神病性障害では精神病性とは妄想的であることと同義である」[3]となっており、症状に基づいた定義である。一方、機能障害の強さに焦点をあてた定義（たとえば能力をひどく妨げるほどの障害をきたした場合に精神病性とする、など）もあるが、そのような立場はここでは採用されていない。

B. 統合失調症の鑑別診断

　統合失調症が含まれているDSM-Ⅳ[3]の「統合失調症および他の精神病性障害」の章には、他に統合失調症様障害、妄想性障害、失調感情障害、短期精神病性障害、共有妄想性障害などのカテゴリーが含まれている（表6）。したがって、統合失調症の鑑別診断はこれらの疾患を中心にしなければならない。表7は、鑑別すべき各疾患の診断基準と統合失調症との相違点についてまとめた。さらに、精神病性障害用判定系統樹を図2に示した。統合失調症の鑑別診断に、参考にされたい。

C. 診断が不確実であることを示すいくつかの方法

　種々の理由により確実な診断が下されないことは臨床上まれでない。だからといってすべて診断保留では意味がない。そこで、診断上どこまでわかっているのか、何がわかってないから不確実なのかを体系的な方法で示しておくことが有用である。DSM-Ⅳ[3]では、こうした場合、以下のような方法がとられる。

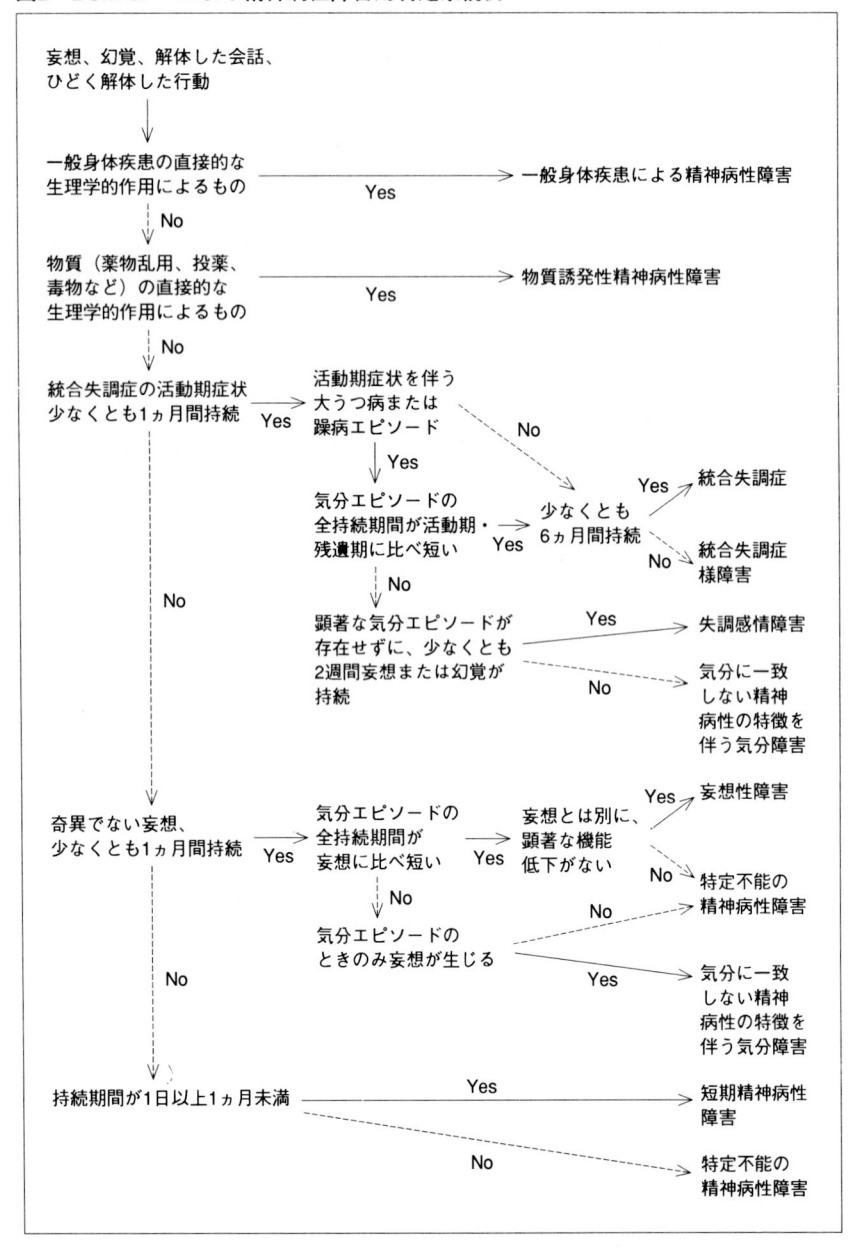

図2 DSM-Ⅳ[3)]による精神病性障害用判定系統樹

```
妄想、幻覚、解体した会話、
ひどく解体した行動
        │
        ▼
一般身体疾患の直接的な ──── Yes ────▶ 一般身体疾患による精神病性障害
生理学的作用によるもの
        │ No
        ▼
物質（薬物乱用、投薬、 ──── Yes ────▶ 物質誘発性精神病性障害
毒物など）の直接的な
生理学的作用によるもの
        │ No
        ▼
統合失調症の活動期症状 ── Yes ──▶ 活動期症状を伴う ── No ──┐
少なくとも1ヵ月間持続              大うつ病または            │
        │                           躁病エピソード            │
        │                              │ Yes                  │
        │                              ▼                      ▼
        │                    気分エピソードの           少なくとも ── Yes ──▶ 統合失調症
        │                    全持続期間が活動期・── Yes ──▶ 6ヵ月間持続
        │                    残遺期に比べ短い                  └── No ──▶ 統合失調症様障害
        │                              │ No
        │                              ▼
        │                    顕著な気分エピソードが ── Yes ──▶ 失調感情障害
        │                    存在せずに、少なくとも
        │                    2週間妄想または幻覚が ── No ──▶ 気分に一致
        │                    持続                              しない精神
        │                                                      病性の特徴を
        │ No                                                   伴う気分障害
        ▼
奇異でない妄想、 ── Yes ──▶ 気分エピソードの         妄想とは別に、── Yes ──▶ 妄想性障害
少なくとも1ヵ月間持続       全持続期間が ── Yes ──▶ 顕著な機能
                            妄想に比べ短い            低下がない ── No ──▶ 特定不能の
        │                           │ No                                   精神病性障害
        │                           ▼
        │                   気分エピソードの ── No ──┐
        │                   ときのみ妄想が生じる       │
        │                           │ Yes            │
        │                           ▼                │
        │                   気分に一致               │
        │                   しない精神               │
        │                   病性の特徴を             │
        │                   伴う気分障害             │
        │ No
        ▼
持続期間が1日以上1ヵ月未満 ── Yes ──▶ 短期精神病性障害

                           ── No ──▶ 特定不能の
                                     精神病性障害
```

表6　DSM-Ⅳ [3] における精神病性障害の分類

```
295.x   統合失調症
        295.30  妄想型
        295.10  解体型
        295.20  緊張型
        295.90  鑑別不能型
        295.60  残遺型
                挿話性でエピソードの間欠期に残遺症状を伴うもの
                    顕著な陰性症状を伴うもの
                挿話性でエピソードの間欠期に残遺症状を伴わないもの
                持続性
                    顕著な陰性症状を伴うもの
                単一エピソード、部分寛解
                    顕著な陰性症状を伴うもの
                単一エピソード、完全寛解
                他のまたは特定不能の型
295.40  統合失調症様障害
                予後の良い特徴を伴わないもの
                予後の良い特徴を伴うもの
295.70  失調感情障害
                双極型
                抑うつ型
297.1   妄想性障害
                色情型
                誇大型
                嫉妬型
                被害型
                身体型
                混合型
                特定不能型
298.8   短期精神病性障害
                著明なストレス因子のあるもの（短期反応精神病）
                著明なストレス因子のないもの
297.3   共有精神病性障害
293.xx  一般身体疾患による精神病性障害
29x.xx  物質誘発性精神病性障害
298.9   特定不能の精神病性障害
```

799.9　第1軸における診断：第1軸の診断または状態に関していかなる診断的または状態判定の保留判定を下すにも情報が十分でない。

300.9　詳細不明の精神疾患（非精神病性）：精神病性障害を除外するには十分な情報が得られたが、それ以上の詳述は不可能である。

298.9　特定不能の精神病性障害：精神病性障害の存在を確定するには十分な情報が得られたが、それ以上の詳述は不可能である。

表7 統合失調症に関する鑑別診断

DSM-IV³による診断名	特徴	統合失調症との相違点
統合失調症様障害	統合失調症の基準Aを満たすが、症状の持続期間が1ヵ月以上6ヵ月未満で、著しい社会・職業的機能不全を示す必要はない。	罹病期間。統合失調症が発症し、病期が6ヵ月未満の時にはこの病名をつけ、6ヵ月を越えた時点で統合失調症に切り換える。
失調感情障害	気分エピソードと統合失調症の活動期の症状が同時に生じ、それに先行または引き続いて、妄想または幻覚が顕著な気分症状なしに少なくとも2週間認められる。	気分エピソードの存在とその持続期間（障害の全期間の大部分に気分障害の症状が存在する）。
妄想性障害	少なくとも1ヵ月間、奇異でない妄想が存在するが、統合失調症のその他の活動期の症状が存在しない。	奇異でない妄想（⇒統合失調症の基準Aを満たさない）と機能障害の程度（妄想に関連した直接的な影響以外には機能低下は著しくない）。
短期精神病性障害	病期は1日より長く持続するが1ヵ月未満で寛解する精神病性障害。	罹病期間。完全に寛解し、レベルまですみやかに回復。
共有精神病性障害	確立された妄想を持つ他者に影響され、それと同様の内容が個人に発展する障害。	同じ妄想を共有する他者の存在。
身体疾患による精神病性障害	精神病性の症状は、一般身体疾患の直接的な生理学的結果である。	明らかな一般身体疾患の存在。
物質による精神病性障害	精神病性の症状は、乱用薬物、投薬、毒物への曝露の直接的な生理学的結果である。	明らかな物質の存在。
特定不能の精神病性障害	精神病性の症状が存在するが、どの特定の精神病性障害の基準も満たさないか、精神病性の症状で情報が不十分もしくは矛盾している時。	他の精神疾患の診断基準を満たさないか、情報が不十分な場合。
気分に一致しない精神病性の特徴を伴う気分障害	大うつ病性障害（うつ病）や双極性障害（躁うつ病）のエピソード中にのみ、精神病性の症状が出現。	気分エピソードの存在。
失調型パーソナリティ障害	パーソナリティ障害の一型。緊密な関係で急に気楽でなくなることと、そうした関係を持つ能力の減少、および認知的または知覚的歪曲と行動の奇妙さの目立った、社会的・対人的関係の欠陥の広範囲な様式。	統合失調症の基準Aにあるような明らかな精神病性の症状の欠如。

xxx.x 〔特定の診断〕(暫定)：診療を"進める"ための診断を下すには十分な情報が得られたが、その診断には不確実さがあることを示したい。例、統合失調症様障害（暫定）

ちなみに、298.9 特定不能の精神病性障害としては、以下の例が挙げられている[3]。
1. 産後精神病で、気分障害、精神病性の特徴を伴うもの、短期精神病性障害、一般身体疾患による精神病性障害または物質誘発性精神病性障害の基準を満たさないもの。
2. 精神病性の症状の持続は1ヵ月未満であるが、まだ回復しておらず、そのために短期精神病性障害の基準を満たさないもの。
3. 持続性の幻聴で、その他のどのような特徴もないもの。
4. 持続性の奇異でない妄想にいくつかの気分エピソードの期間が重なっており、これらが妄想性の障害の大部分に存在し続けているもの。
5. 臨床家が、精神病性障害は存在するが、原発性か、一般身体疾患によるものか、または物質誘発性かを決定できないと結論した状況。

まとめ

本章では、統合失調症の診断について、現在もっとも用いられている操作的診断基準であるDSM-IV[3]を基に、症例を提示し概説した。前述したように、操作的診断基準を用いることによって精神科診断の信頼性を飛躍的に高めただけでなく、これまで非常に難解とされた精神科診断そのものの閾値を低下させた。しかしながら、操作的診断基準を使えば原理的には誰にでも診断を下すことが可能となったことで、ここにDSM診断の氾濫と称される事態が生じていることも免れない事実であろう。精神科診断にもっとも重要なことは、操作的診断基準そのものではなく、それらのcriteriaを臨床場面において適切かつ柔軟に使用可能なskillを診断者各自が持つことであり、それには精神科症候学や疫学などの正確な知識とそれに裏付けられた臨床経験が必要であることを、最後に強調しておきたい。

（塩入俊樹、染矢俊幸）

IV. 症状評価と臨床検査

1. 症状評価

A. 統合失調症の症状評価

　統合失調症にみられる症状はきわめて多彩で、それは感情、思考、認知、行動など精神機能の広範囲の領域にわたる。時間の限られた実際の臨床の場では、たとえ熟練した精神科医であっても完全に症状を評価することが困難となることもある。こうした問題を避けるためには、症状評価尺度を用いると症状を取りこぼすことなく把握でき、また症状の程度も数値化して評価することができる。これまで統合失調症に特徴的な症状を網羅した症状評価尺度が数多く作成されている。こうした尺度は主として研究使用の目的で作成されたものであるが、現在では日常臨床の場でも広く利用されている。よく知られている尺度としては、陰性症状評価尺度 Scale for the Assessment of Negative Symptoms (SANS)[1]、陽性症状評価尺度 Scale for the Assessment of Positive Symptoms (SAPS)[2]、陽性・陰性症状評価尺度 Positive and Negative Syndrome Scale (PANSS)[3]などがある。これらは、統合失調症の二大症状群、すなわち陽性症状と陰性症状のいずれかもしくは両者の評価を目的としたものである。陽性症状とは、知覚や思考などの機能が強調されているもしくは逸脱している状態のことを示し、幻覚、妄想、解体した会話・行動、不適切な感情などの症状が含まれる。陰性症状とは、会話の流暢さや情動の表出などの機能が減少もしくは欠如している状態のことを示し、感情鈍麻、意欲喪失、無気力、快楽消失、非社交性、非注意などの症状が含まれる。また本来精神疾患全般の症状評価のために作成された包括的な症状尺度であるが、簡易精神症状評価尺度 Brief Psychiatric Rating Scale（BPRS）[4]も統合失調症の症状評価にしばしば利用さ

れている。

　本章では、わが国でよく用いられているPANSSとBPRSについて解説する。

B. 陽性・陰性症状評価尺度 Positive and Negative Syndrome Scale（PANSS）

　PANSS[3]は、Kayらによって作成された統合失調症のための症状評価尺度で、全30項目からなる。PANSSの項目はBPRSとPsychopathology Rating Schedule[6]の項目から採用されたものであるが、PANSSでは各項目についての詳しい定義が示され、また7段階からなる重症度の指標が設けられている。これらの項目を用いて、下位尺度である陽性尺度得点（7項目）、陰性尺度得点（7項目）、および総合精神病理評価尺度得点（16項目）を算出する。表8にPANSSの全項目を下位尺度ごとに示す。

　PANSSの項目の例として、「P3. 幻覚による行動」を以下に示す。

P3. 幻覚による行動：
外的刺激によらないで惹起された幻覚を示すような行動や言語表出。聴覚、視覚、嗅覚、体性感覚の領域に起こる。面接中にみられる言語的・身体的表出と家族ないし看護職員の報告に基づいて評価する。

1　なし：定義に当てはまらない。
2　ごく軽度：病理的か疑わしい。もしくは正常上限。
3　軽度：1、2の明白な幻覚が時折みられたり、多くのあいまいな知覚異常がみられるが、思考や行動の歪みは認められない。
4　中等度：幻覚はしばしば起こるが持続的ではない。患者の思考や行動は最小限しか障害されない。
5　やや重度：幻覚はしばしば起こり、二つ以上の感覚領域を含むことがあったり、思考や行動を歪めがちである。患者は体験を妄想的に解釈したり、それに対して感情的に、ときには言語的に反応したりすることがある。
6　重度：幻覚はほぼ持続的に見られ、思考と行動に大きな障害をもたらす。患者はそれを現実の知覚として扱い、それに対する感情的・言語的反応が頻回で、日常機能が損なわれる。
7　最重度：患者は幻覚にほとんど没頭しており、思考と行動はそれに支配さ

表8　陽性・陰性症状評価尺度（PANSS）の症状

下位尺度

陽性尺度
P1. 妄想
P2. 概念の統合障害
P3. 幻覚による行動
P4. 興奮
P5. 誇大性
P6. 猜疑心
P7. 敵意

陰性尺度
N1. 情動の平板化
N2. 感情的引きこもり
N3. 疎通性の障害
N4. 受動性/意欲低下による社会的引きこもり
N5. 抽象的思考の困難
N6. 会話の自発性と流暢さの欠如
N7. 常同的思考

総合精神病理評価尺度
G1. 心気症
G2. 不安
G3. 罪責感
G4. 緊張
G5. 衒奇症と不自然な姿勢
G6. 抑うつ
G7. 運動減退
G8. 非協調性
G9. 不自然な思考内容
G10. 失見当識
G11. 注意の障害
G12. 判断と病識の欠如
G13. 意志の障害
G14. 衝動性の調節障害
G15. 没入性
G16. 自主的な社会回避

れている。幻覚は強固な支配的解釈を生み、命令的な幻覚に服従させられているような言語的・行動的反応を引きおこす。

　症状の判定は、「なし（1点）」、「ごく軽度（2点）」、「軽度（3点）」、「中等度（4点）」、「やや重度（5点）」、「重度（6点）」、そして「最重度（7点）」の7

段階からなる重症度基準の中から一つを選択する。原則として重症度は、その顕著さ、広範さ、頻度、および日常生活における支障の程度に従う。その全般的評価は過去1週間における情報の全体性を考慮し、家族や看護スタッフからの情報と30〜40分の定式化された臨床面接からの情報に基づいて行う。具体的な例を示すと、「殺してやる」、「死刑にするべきだ」という内容の幻声がしばしばありそのことが気になっているが、対人関係や職業生活はいつも通りで支障がないといった場合、中等度（4点）となる。

実際の実施にあたっては、詳細な症状の定義と評価のポイントを記したPANSS Rating Manual[5]に従って行うことが推奨されている（日本語版マニュアルは1991年に山田ら[6]によって発表されている）。最近では、米国精神医学会精神疾患の診断・統計マニュアル Diagnostic and statistical of Mental Disorders（DSM）の精神病性障害の診断とPANSSの評価を同時に行えるようDSM診断面接基準 Structured Clinical Interview for DSM（SCID）を組み合わせた、SCID-PANSS[7]も作成されている。

PANSSは、さまざまな信頼性および妥当性の検討から優れた尺度であることが確認されている[8]。

C. 簡易精神症状評価尺度 Brief Psychiatric Rating Scale（BPRS）

BPRS[4]は、患者の症状のプロフィールや経時的変化を評価することを目的に作成された尺度で、精神症状の広い範囲を簡便に評価できることからさまざまな精神疾患の症状評価に用いられている。BPRSの項目は、いくつかの精神症状評価尺度の因子分析に基づいて抽出された項目から構成されている。当初は16項目から構成されていたが、後に2項目が追加され全18項目となった。各項目は、7段階の重症度で評価される。Kolakowska[9]によるオックスフォード大学版では、原版にある項目のうち、一部の項目が改変され、躁症状の評価が強化されている。また原版では評価のための指標がまったく示されていなかったが、オックスフォード大学版では用語集、質問の例、および重症度基準が付記され、一定の評価が行えるように改良された。表9にBPRSオックスフォード大学版の項目を示す。

表9 簡易精神症状評価尺度(BPRS)の症状項目

1. 心気的訴え
2. 不安
3. 感情的引きこもり
4. 思考解体
5. 罪業感
6. 緊張
7. 衒奇的な行動や姿勢
8. 誇大性
9. 抑うつ気分
10. 敵意
11. 疑惑
12. 幻覚
13. 運動減退
14. 非協調性
15. 思考内容の異常
16. 情動鈍麻もしくは不適切な情動
17. 高揚気分
18. 精神運動興奮

BPRSの項目の例として、「12. 幻覚」を以下に示す。

12. 幻覚：外部からの刺激のない知覚。錯覚や明瞭な精神的表象（心像）からは区別する。

問

○誰にでもお聞きするごく当たり前の質問ですが、まわりに誰もいないときとか、他に何も原因になるようなものがないときに、物音や人の声などが聞こえてくるような気がしたことがありますか。
（どんな物音ですか。言葉として聞き分けることができますか。幻声はなんといっていますか。あなたの名前を呼んでいるのですか。あなたのことを「あの人は」などといって噂をしているのですか。あなたのやっていることを批判しているのですか。命令するのですか。脅かすのですか。せめるのですか。悪口をいうのですか。安心させてくれるのですか。）

○そのような声は頭の中でするのですか。それともまるで耳を通して外から聞こえてくるのですか。
（誰の声ですか。）

○見ることでいつもと違った体験をしましたか。ほかの人が見ることのできないようなものを見たことはありますか。
（どんなものですか。いつでしたか。おそろしかったですか。完全に目が醒めているときおこったのですか。）
○物のにおいや味がいつもと違うことはありますか。
○身体のなかに変わった感じがありますか。

0　症状なし：
1　ごく軽度：患者の報告する体験の質が幻覚といえるか疑わしい。入眠幻覚。
2　軽度：孤立した断片的幻覚体験（光、自分の名前が呼ばれる）。
3　中等度：言語幻覚もしくは完全に発展した他の幻覚で、明らかに存在するが出現頻度がまれなもの。行動に影響しない。いくらかの洞察。
4　やや重度：頻回の幻覚。患者がそれに反応する。洞察なし。
5　重度：持続性で強度の幻覚。患者の行動を決定する。
6　非常に重度：誇大的な幻覚。幻覚状態（せん妄や急性幻覚症のときのような）。患者は幻覚体験に完全に没頭。接触不可能。

　個々の項目の評点は、原版では、1点（症状なし）から7点（非常に高度）が与えられていたのに対し、オックスフォード大学版では、0点から6点が与えられている。BPRSの18項目を加算することで総合点が算出されるが、これはさまざまな症状のそれぞれを単純に加算したものであるので、2名の患者が同じ総合点を示したからといって必ずしも質的や量的に同等であることを意味するものではない。したがってBPRSを構成する因子得点のプロフィールを表示するほうが、より良い指標であると考えられる。

　伊藤ら[10]は、米国精神衛生研究所 National Institute of Mental Health (NIMH) によるBPRS使用手引きを紹介しているが、それによれば、①評価者が最低20分の臨床面接により得た結果を記録する、②症状の評価は、評価時あるいは前回の評価以降におこった症状とその程度を記録する、③初回にBPRSをつける場合、重症度を決めかねるときは、より重い重症度の方をとって記載する、④第2回目以後の評価記録にあたっては、症状改善あるいは悪化のいずれかの方向に変化した場合、より差が大きく出るように積極的な判定を選択する、⑤その症状の有無を判定しかねるときには、症状の存在、程度に関

する情報が得られなかったとして×印を記入する（当然のことだが得点はなしとする）、といった注意が与えられている。

　Yorkstonら（1977）は、BPRSを用いて統合失調症の症状評価を行うにあたって、①思考障害性統合失調症尺度（思考解体、幻覚、思考内容の異常）、②非思考障害性統合失調症尺度（感情的引きこもり、衒奇的[*1]行動や姿勢、誇大性、敵意、疑惑、運動減退、情動鈍麻もしくは不適切な情動）、および③非統合失調症尺度（心気的[*2]訴え、不安、罪業感、緊張、抑うつ気分、非協調性、非精神運動興奮、失見当識、言語促迫[*3]）、といった3つの下位尺度を提唱している。しかしBPRSを使用して陽性・陰性症状を評価する場合、陽性症状を評価する項目は最大11個であるのに対し、陰性症状を評価する項目は「感情的引きこもり」、「運動減退」、「情動鈍麻」の3つしかないので、SANSのような陰性症状評価尺度と組み合わせて用いられることが多いようである。

D. 構造化面接による症状評価

　PANSSを含め症状評価尺度を実施する際には構造化面接が求められることが多い。構造化面接とは、一定の手続きに従ってあらかじめ定められた質問を行いながら面接を進めてゆく方法で、漏れなく症状を評価するのに優れている。代表的な構造化面接では、詳細なマニュアルやビデオ教材なども用意されているので一定の訓練を積めば専門家以外でも十分使いこなすことができる。

2. 臨床検査

A. 統合失調症に有用な臨床検査とは？

　統合失調症の明らかな病因が解明されていない現状では、診断や治療の指標となるような生化学的検査、生理学的検査、画像検査などはいまだ確立されておらず、研究段階にとどまっている。たとえばCTやMRIを用いた脳の形態に関する研究において、統合失調症では側脳室の拡大や側頭葉領域の体積の減少

[*1] 奇妙で不思議な　　[*2] 取るに足らない身体の徴候を心配する
[*3] 言葉がまとまりなく出て押さえられないこと

が認められることが比較的一致した所見として報告されているが、これらは集団として患者と健常者を平均値のレベルで比較した場合においてのことであり、必ずしもすべての患者に当てはまる所見ではない。一方心理テストは、面接からのみでは情報が十分得られないような場合に患者の精神機能や性格などを知るのに役立ち、日常臨床において広く利用されている。わが国ではロールシャッハ・テスト Rorschach Test [11]、文章完成法 Sentence Completion Test (SCT) [11] などが統合失調症の診断の補助手段としてしばしば利用されている。加えて質問紙法による各種人格検査もよく利用されている。

B. ロールシャッハ・テスト Rorschach Test

　ロールシャッハ・テストは、1921年にスイスの精神科医ロールシャッハ Rorschach によって考案された心理テストで、投影法という心理テストの分類に含められる。ロールシャッハ・テストは、インクのしみでできた図形を印刷した10枚の図版を順次被検者に見せ、それが何に見えるかを答えさせてその応答を分析することによってパーソナリティを中心とした精神機能をみる検査である。被検者の応答を、①反応内容、②反応決定因（反応が図形の形、色、濃淡など、どの性質についてなされたのか）、③反応領域（図版のどの部分についてなされたものであるのか）といった観点からスコア化し、内向・外向性、共感性、知性、衝動をコントロールする自己抑制力などをみる。

　統合失調症では、奇妙な概念、硬直した思考、概念の統合の障害、思考の貧困などの思考障害や感情の平板化などの感情障害の指標となる。

C. 文章完成法 Sentence Completion Test（SCT）

　文章完成法とは、不完全な文章を被検者に完成させるように求め、被検者が文章をどのように完成するのかをもとにして人格面を評価する検査法である。「私の父……」、「もし私の母が……」といった不完全な文章を50～100個与え回答させる。

　統合失調症では、思考形式の障害、思考内容の障害、思考の貧困などの指標となる。

D. 質問票による人格検査

あらかじめ用意された質問項目に被検者が自己回答するアンケート形式の検査である。わが国では、ミネソタ多面人格目録 Minnesota Multiphasic Inventory（MMPI）[12]、YG（矢田部ギルフォード）性格検査[13] といったものがよく用いられている。

MMPI は全 550 の質問項目からなり、心気症、抑うつ、ヒステリー性、精神病質的偏奇、男性性女性性、パラノイア、精神衰弱、統合失調症、軽躁性、および社会的内向性の 10 個の性格因子について評定する。

YG 性格検査は全 120 の質問項目からなり、抑うつ性、回帰的傾向、劣等感、神経質、客観性の欠如、協調性のないこと、愛想の悪いこと、一般的活動性、のんきさ、思考的外向、支配性、社会的外向の 12 個の性格因子について評定する。

統合失調症の患者はしばしば異常所見を示すが、ほとんどは非特異的な所見であり診断や治療にはほとんど寄与しない。

E. DSM-IV II 軸パーソナリティ障害のための構造化面接 Structured Clinical Interview for DSM-IV Axis II Personality Disorders（SCID-II）

顕在化した症状をほとんど示さずに潜行性に経過するような症例は、シゾイドパーソナリティ障害 schizoid personality disorder や失調型パーソナリティ障害 schizotypal personality disorder のようなパーソナリティ障害としてしか認識されないことがある。一方これらのパーソナリティ障害は統合失調症との関連が古くから観察されており、一部の者は統合失調症へと発展する可能性も示唆されている。したがって臨床家はこれらのパーソナリティ障害を正しく診断、鑑別できる必要があるだろう。このような場合 DSM-IV II 軸パーソナリティ障害のための構造化面接 Structured Clinical Interview for DSM-IV Axis II Personality Disorders（SCID-II）[14] のような診断面接基準を用いるとパーソナリティ障害を漏れなく検討することができるので便利である（日本語版は 2002 年に高橋らによって訳出されている[15]）。

SCID-II は DSM に収載されている精神疾患のうち II 軸の 10 のパーソナリテ

ィ障害（妄想性パーソナリティ障害、シゾイドパーソナリティ障害 schizoid personality disorder、失調型パーソナリティ障害 schizotypal personality disorder、反社会性パーソナリティ障害、境界性パーソナリティ障害、演技性パーソナリティ障害、自己愛性パーソナリティ障害、回避性パーソナリティ障害、依存性パーソナリティ障害、強迫性パーソナリティ障害）、および2つの付録カテゴリー（抑うつ性パーソナリティ障害、受動攻撃性パーソナリティ障害）を包含した診断面接基準である。SCID-II は各パーソナリティ障害の診断基準項目をふまえた119の質問からなる自己記入式人格質問票とその項目に対応した構造化面接基準の部分から構成されている。評価者は構造化面接の施行に先立って人格質問票を施行し、その結果に基づき被検者が「はい」と答えた項目についてのみ面接を施行する。一方人格質問票を使用せずに直接構造化面接を施行することもできる。

まとめ

　上で述べてきたような症状評価尺度や心理テストはいずれも適切に用いれば診断補助のための有用なツールとなりうる。しかしそれを使う前提として、十分な臨床力を養うことが必要であるのはいうまでもない。

（坂戸　薫）

V. 心理社会的治療アプローチ

　非定型抗精神病薬の登場など統合失調症に対する近年の薬物療法の進歩にも関わらず、この疾患を抱えた患者は、薬物療法抵抗性の精神病症状、陰性症状（意欲の欠如、感情の平板化、思考の貧困化など）、発病による社会生活（学業、仕事など）の喪失、社会的孤立、自立生活や社会生活のための技能が乏しくまたそれらを獲得する場にも乏しいこと、就労の困難、再発・再燃の繰り返し、病識の欠如、など、さまざまな困難を依然として抱えている。また患者を支える家族も、子供の将来に対する希望の喪失、自分の子育てが悪かったため子供を病気にしたのではないかといった自責感、社会的孤立、スティグマ、これから患者をどう支えていったらよいかという困惑、などに悩まされている。このため薬物療法と相補いながら、患者・家族が病気に対する理解を深め、困ったことへの対処技能を高め、さらに病気を長期的に自己管理できるように配慮しつつ、これらの問題を取り扱っていくことが心理社会的アプローチの目標となる。

　心理社会的アプローチにはさまざまあり、その治療対象や目標もさまざまであるが、近年の心理社会的アプローチに共通する枠組みとして以下の点が指摘されている[1,2]。

・統合失調症の生物学的本態についての教育を重視すること
・信頼性、ラポール、関係性を基礎とすること
・ストレス―脆弱性―対処能力による病であるとし、回復モデルを用いること
・本来の対処技能を強化するように働きかけること
・利用可能な支援はすべて動員すること
・治療過程において家族を同盟者とみなすこと
・すべての人に適応できるとは考えないこと
・個々の患者の違いを考慮して修正が可能であること
・患者および家族の選択や彼ら自身が決めた目標を治療の中心に据えることで、患者・家族をエンパワーすること

これらは今日、統合失調症の患者を治療する上での基本的態度と考えることもできる。

1. さまざまな心理社会的治療アプローチ

A. 個人精神療法

支持的精神療法：病気による患者の苦しみを受容的に理解し、患者との治療同盟を強化、病気と関わるための力を患者が回復できるように実際的で具体的な助言、支持、指示などを行う。たとえば、就労を焦る患者には、この病気では意欲・気力が回復するのに数年かかることも多く、焦りは禁物であることを伝え（助言）、家事手伝いができたなど患者が少しでも進歩を報告したらそれを評価するようにする（支持）。

統合失調症では、再発率や社会・職業的適応の面において、現実適応を重視した支持的精神療法は、洞察を重視した精神療法よりも、より有効である可能性が示唆されている。

認知行動療法：慢性的な幻聴に対して、リラクゼーションを図ったり、音楽を聴いたり庭仕事をしたりするなど精神的・身体的活動に注意を向けていく注意の転換法、電波で妨害されると訴える患者に対して、電波があるのでないかと過敏になりすぎる部分もあるとし、電波から距離をとるように話し合うなど幻聴や妄想そのものへの認知的構えの変化を図る注意の焦点法などがある。薬物療法に抵抗性の幻聴や妄想に対する認知行動療法の有効性を示唆する報告がいくつかあり、急性期症状、陰性症状、服薬のコンプライアンスに対する効果も一部に報告されている[4]。

B. 心理教育および家族療法

統合失調症のような慢性疾患では、家族を治療の協力者と位置づけ、患者・治療者とともに病気に対処していくという考え方が大切である。

このような考え方に立ち、疾患と治療についての知識・情報を患者・家族と

共有し、継続的に関わることで、患者・家族が疾患に関係した問題に対処することを容易にし、負担を減らすことを目的とした家族支援プログラムが1970年後半から欧米で広まった。その代表が心理教育である。

このような動きの背景には、脱施設化によって地域精神医療が促進され、家族支援の重要性が高まったこと、再発予測因子としての家族の感情表出（EE；Expressed Emotion；患者に対する批判、敵意、過度の情緒的巻き込まれなどがある）が注目され、高EEの原因となる家族の長期的日常的負担や、スティグマによる孤立を軽減する家族援助が強調されるようになったこと、家族会や当事者グループなど家族と患者の権利を守る運動が発展してきたこと、などがあった。

心理教育は、①知識・情報の共有、②対処技能や問題解決能力の向上、③相互の社会的サポートを継続的に提供するといった構造を持つ。①では、一方的な知識の伝達ではなく、患者・家族が病気を「（心理的に）どう体験しているか」に配慮し、病気と関わるための力を患者・家族が回復できる（empowerする）ように工夫することが必要である（たとえば家族病因論を避けること、具体的な対処法も含めること、双方向性のやりとりを大切にすることなど）。②・③では、グループディスカッションを通し、経験の分かち合い、時にSSTや問題解決技能訓練などが行われる。心理教育の効果について表10に示す。

欧米では単家族、複数家族いずれも患者を含めることが多いが、わが国では家族のみの「家族教室」という形態が多い。今後わが国でも病名を含めた情報開示が進み、患者本人と家族が同時に参加するプログラムが主流となると考えられる[3]。

心理教育の効果は顕著であり、心理教育的な家族支援は通常の個人治療と比較して再発率を有意に低下させ（14～33％ vs 40～83％）、その効果も2年あるいはそれ以上持続するという報告がある。しかし近年、積極的・包括的な個人のケアプログラムと比較した場合、再発率は両者で低く、効果に差がみられなかったという報告もある[4]。

表10　心理教育的複合家族グループの効果（McFarlane）

（1）正確な知識・情報を得ることでスティグマや自責感を軽減
（2）技能訓練や経験の分かち合いによる対処能力やコミュニケーション能力の増大
（3）グループ体験や新しい社会的交流による社会的孤立の防止
（4）専門家との継続的接触による負荷の軽減。適切な危機介入
（5）協同して治療を進めることや他の家族を援助することによる自信と自尊心の回復

C. 社会生活技能訓練（SST; Social Skills Training）

　社会生活技能とは、感情を適切に表現し関心や欲求を効果的に伝達するなどの対人場面における技能である。SSTは、社会生活技能や、食生活や身だしなみ・金銭管理などを行う日常生活技能（living skills）、服薬や症状を自己管理する技能などを、行動学習理論による技法を用いて継続的・体系的に患者に獲得してもらう治療技法である。

　SSTは脱施設化の弊害が叫ばれる状況を背景にして、1970年代からリバーマンらにより体系化され普及した。わが国には1988年のリバーマンの来日を契機に導入された。

　実際、統合失調症の患者は、挨拶ができない・会話が続けられないことで周囲から孤立し、自己評価が低下したり、困っていることを相談できないことで悩みを抱えたりしやすい。その結果服薬が不規則になったり、不眠となったりし、再発の原因となる。SSTは、生物学的な脆弱性を持つ患者が、生活技能を獲得することで、そのようなストレスへの対処技能を高め、その結果、再発が減少し、慢性状態からの回復や心理社会的機能の改善が得られるという仮説に基づいている。

　SSTの実際では、対象者の機能評価・機能分析を行った後、本人の希望に基づき、対人関係場面での目標（数ヵ月以上を要する長期的目標と数回の練習で達成可能な短期的目標がある。達成可能で建設的・具体的・実生活に役立つもの）を設定し、毎回のセッションで、実技練習とリハーサル（他メンバーとのロールプレイ）、正の強化（良かったところを褒める）、改善点の提示、モデリング、学習した良い点を取り入れての再演、実生活場面での練習を計画し宿題とする、などを繰り返す。個人を対象としても可能だが、通常はグループで行

われ、1回1時間、週1～3回が標準とされる。

　SSTにはこの他、服薬自己管理、症状自己管理、基本会話技能、余暇の過ごし方、地域生活への再参加プログラムなどのモジュールも用意されている。また実生活の場面で予期せぬ困難を解決するための問題解決訓練（①問題の同定、②可能な解決法をできるだけ多く考え出す、③それぞれの解決法の長所と短所を評価する、④最適な解決法を選択する、⑤それを実行に移す）も利用される[5]。

　SSTが統合失調症患者の生活技能を改善することは明らかであり、1年間の追跡調査でも獲得した生活技能が良く保たれることが示されている。しかし、自然な生活環境で生活訓練の般化が起こっているかについては、まだ十分なデータがない。再発や精神病理についての効果は明らかでない[4]。

D. ケースマネージメント（ケアマネージメント）

　地域で生活する統合失調症患者のニーズに合わせ、既存のさまざまな援助資源を組織化し、調整のとれた包括的・継続的なサービスが確実に受けられるように管理することをいう。具体的には、1) 受理、2) 査定（本人のニーズ、本人・家族の機能評価、利用できる援助資源の評価など）、3) 援助計画の策定（本人も立案に関与。長期目標と短期目標を整理。関係者合同のケア会議など）、4) 介入（必要なサービスと本人とを結びつける。単なる紹介ではなく関係機関と患者双方の調整や継続的なモニタリングも行う。患者と同伴して福祉機関へ行ったり、診察日に受診しない患者の家庭訪問をしたりすることもある。家族との連携、新たな援助資源の開拓、患者の権利擁護なども行う）、5) 追跡（モニタリング）、6) 評価、7) 終結などを行う。

　ケースマネージメントには、利用対象者と公的社会資源を適正配分に沿って結びつける標準型あるいは仲介型（Brokerage type）と呼ばれるものから、チーム（ケースマネージャー、看護師、精神科医など）によるケースマネージメントと週7日24時間体制の積極的な治療介入を組み合わせ、入院代替機能を果たす高度に統合されたアプローチであるACT（Assertive Community Treatment）までさまざまある。

　十分な機能を有しておらず、治療コンプライアンスの乏しい患者には、ACT

のような広範なサービスが有用であるが、施行するには十分な資源が必要となる。

E. 作業療法・レクリエーション療法

　さまざまな作業やレクリエーション、さらにそれらを介した他者との交流を通して、身体感覚・基本的生活リズムの回復、情緒的安定、自主性や意欲の向上、社会性の改善、社会生活・日常生活技能の獲得、社会資源の利用、修学・就労の援助など、患者の自立と適応を高めることを目的とした治療法である。
　作業療法は、レクリエーション療法・生活指導などとあわせて生活療法として一括され、ホスピタリズムの解消を目的に戦後わが国でも広まった。しかし画一的な集団管理、患者使役などの問題が一部に見られた。その後、個々の患者との治療的人間関係を重視した occupational therapy（OT）に作業療法の訳語が当てられ、生産性を重視した従来の作業療法に心理療法的な意味が付加されるようになった。1965年、作業療法士の制度化、1974年、作業療法の保険点数化を経て広く普及するようになった。

F. セルフヘルプグループ

　同じような問題（障害）を有している人々が集い、相互に助け合い、同時に自立力を高めること（セルフヘルプ）を目的としたグループや組織。メンバー同士は仲間でかつ対等である。社会的に孤立しがちな精神障害者およびその家族にとって、同じ体験を有する人々との出会いの意義は大きい。1965年に全国精神障害者家族会連合会が、1993年に全国精神障害者連合会が結成された。その活動の一環に、ピアカウンセリング（同じ障害を持つ仲間同士によるカウンセリング）や共同作業所の運営などがある。

（川嶋義章、澁谷太志）

VI. 薬物による治療アプローチ

1. 抗精神病薬の歴史

　1952年にフランスのDelayらにより最初の抗精神病薬であるクロルプロマジンの臨床効果が確認され、日本では1954年から用いられるようになった。その後、1958年にはベルギーのJanssenによりハロペリドールが合成されるなど、種々の抗精神病薬が開発された。これら従来型（定型）抗精神病薬により陽性症状（幻覚・妄想・解体など）に対する治療効果は比較的よく得られるようになったが、陰性症状（意欲の減退・感情の平板化など）や認知機能（注意・記憶・学習・実行機能など）障害に対する治療効果は不十分であった。また、錐体外路症状（パーキンソニズムなど、後述）をはじめとする副作用が起こりやすいためにコンプライアンス（服薬遵守）が悪くなる結果、再発をくり返してしまうという問題点もあった。陰性症状や認知機能障害、副作用は患者の生活の質（QOL; quality of life）と強く関連するため、従来型抗精神病薬よりも治療効果が大きく、副作用が少ない新規（非定型）抗精神病薬の開発が望まれていた。1962年にclozapineが合成され、錐体外路症状が少なく、陽性症状に加え陰性症状に対する治療効果も有することが明らかとなった。1972年に欧州で認可されたが、無顆粒球症による死亡例が報告されたため、clozapineの使用は衰退した。しかし、1988年にKaneらが治療抵抗性の統合失調症に対する有効性を実証したことから、再びclozapineが注目されるようになり、1990年には米国でも認可された。今のところ日本では認可されていないが、臨床治験が進められている。clozapine以後も1984年にJanssenにより合成されたリスペリドンをはじめとして数種の新規抗精神病薬が開発され、現在は従来型抗精神病薬に代わり新規抗精神病薬が主として用いられている。

2. 抗精神病薬の種類

　日本で使用可能な抗精神病薬は28種類ある（表11）。等価量とはクロルプロマジン100mgと同じ臨床効果を得るために必要な各抗精神病薬の用量のことである。この値が小さいほど力価が高く、大きいほど力価が低いといい、抗精神病薬を力価の強さにより高力価と低力価に分けることがある。力価の高い抗精神病薬ほどドーパミンD_2受容体の遮断作用が強いことなどから、D_2受容体遮断作用によって抗精神病作用がもたらされると考えられている。

　従来型抗精神病薬はその化学構造により6系統に分類される（表11①～⑥）。①ブチロフェノン系薬物のハロペリドールとブロムペリドールは高力価薬物の代表である。ともにD_2受容体遮断作用が強く、優れた抗精神病作用を有する一方、錐体外路症状を惹起しやすい。②フェノチアジン系薬物はすべて三環系フェノチアジン核をもつが、側鎖の種類によりアルキルアミノ群、ピペラジン群、ピペリジン群に分けられる。アルキルアミノ群に属するクロルプロマジンとレボメプロマジンは低力価薬物の代表である。鎮静効果に優れているが、起立性低血圧を惹起しやすい。③ベンザミド系薬物の一つスルピリドは低用量では抗潰瘍作用、中等量では抗うつ作用、高用量では抗精神病作用と、用量により臨床効果が異なる。高プロラクチン血症を惹起しやすい。④チエピン系薬物のゾテピンは日本で開発され、clozapine類似薬物として新規抗精神病薬に位置付けられることもある。鎮静作用に優れているが、けいれん発作の発現率は2.3％と高く用量依存性がある。⑤イミノジベンジル系薬物は陰性症状に対する賦活効果を目的として日本で開発された。⑥インドール系薬物の一つレセルピンは古代インドで高血圧や精神病に用いられたというインド蛇木の有効成分として単離された。現在、抗精神病薬として使用されることはほとんどない。

　新規抗精神病薬は陽性症状のみならず陰性症状に対する治療効果を有し、錐体外路症状などの副作用が少ないという特徴がある。日本で使用可能なものは4種である（表11⑦～⑩）。⑦リスペリドンはD_2受容体遮断作用に加え、より強いセロトニン5-HT_2受容体遮断作用を有することから、セロトニン・ドーパミン拮抗薬（SDA; serotonin dopamine antagonist）と呼ばれる。低用量では

表11 抗精神病薬の一覧

一般名	商品名	剤形*	1日量(mg)	Tmax(時間)	T1/2(時間)	等価量(mg)
従来型抗精神病薬 ①ブチロフェノン系						
ハロペリドール haloperidol	セレネース ハロステン	散、細、顆、錠、液、注	0.75～6	5.1	24.1	2
スピペロン spiperone	スピロピタン	散、錠	0.45～4.5			1
チミペロン timiperone	トロペロン	細、錠、注	0.5～12	3.3	5.9	1.3
ピパンペロン pipamperone	プロピタン	散、錠	50～600			200
モペロン moperone	ルバトレン	散、錠	10～30			12.5
ブロムペリドール bromperidol	インプロメン	細、錠	3～36	4～6	20.2～31	2
ピモジド pimozide	オーラップ	細、錠	1～9	8	53	4
②フェノチアジン系 アルキルアミノ群						
クロルプロマジン chlorpromazine	コントミン ウィンタミン	散、細、顆、錠、注	50～450	3.2	6～24	100
レボメプロマジン levomepromazine	ヒルナミン レボトミン	散、細、顆、錠、注	25～200	1～4	15～30	100
ピペラジン群						
フルフェナジン fluphenazine	フルメジン	散、錠	1～10	2	3～29	2
トリフロペラジン trifluoperazine	トリフロペラジン	散、錠	5～30			5
ペルフェナジン perphenazine	ピーゼットシー トリオミン	散、錠、注	6～48		8.4～12.3	10
プロクロルペラジン prochlorperazine	ノバミン	錠、注	15～45			15
ピペリジン群						
チオリダジン thioridazine	メレリル	散、錠	30～400	3.3		100
プロペリシアジン propericiazine	ニューレプチル	細、顆、錠、液	10～60			20
③ベンザミド系						
ネモナプリド nemonapride	エミレース	細、錠	9～60	2.2～2.3	2.3～4.5	4.5
スルピリド sulpiride	ドグマチール アビリット	細、カ、錠、注	300～1200	2	7	200
スルトプリド sultopride	バルネチール	細、錠	300～1800	1～1.1	3	200

表11 抗精神病薬の一覧（続き）

一般名	商品名	剤形*	1日量 (mg)	Tmax (時間)	T1/2 (時間)	等価量 (mg)
④チエピン系						
ゾテピン zotepine	ロドピン	細、錠	75〜450	1〜4	8	66
⑤イミノジベンジル系						
カルピプラミン carpipramine	デフェクトン	散、錠	75〜225			100
クロカプラミン clocapramine	クロフェクトン	顆、錠	30〜150	2.7	46	40
モサプラミン mosapramine	クレミン	顆、錠	30〜300	6	15	33
⑥インドール系						
オキシペルチン oxypertine	ホーリット	散、錠	40〜300	<4		80
レセルピン reserpine	アポプロン	散、錠、注	0.2〜2	2		0.15
新規抗精神病薬						
⑦ベンズイソキサゾール系						
リスペリドン risperidone	リスパダール	細、錠、液	2〜12	4〜5	4	1
⑧ベンズイソチアゾール系						
ペロスピロン perospirone	ルーラン	錠	12〜48	1.4〜1.7	2.3	8
⑨ジベンゾチアゼピン系						
クエチアピン quetiapine	セロクエル	錠	50〜750	2.6	3.5	72.4
⑩チエノベンゾジアゼピン系						
オランザピン olanzapine	ジプレキサ	錠	5〜20	4.8	28.5	2.5

*散：散剤、細：細粒剤、顆：顆粒剤、錠：錠剤、カ：カプセル剤、液：液剤、注：注射剤（文献1より改変引用）

従来型抗精神病薬よりも錐体外路症状の発現が少ないものの、高用量では差がなくなる。⑧ペロスピロンは日本で開発されたSDAであり、リスペリドンに類似した特徴を持つ。⑨クエチアピンは高用量になっても錐体外路症状の発現が増加しない、プロラクチン濃度の上昇はほとんど認められない、鎮静作用が比較的強いなどの臨床的特徴を持つ。糖尿病患者への投与は禁忌とされている。⑩オランザピンはclozapineに類似した薬物として開発された。体重増加作用が強い。糖尿病患者への投与は禁忌とされている。

表12 持効性抗精神病薬の一覧

一般名	商品名	1回量(mg)	Tmax(日)	T1/2(日)	等価量(mg/週)
2週持効					
エナント酸フルフェナジン	アナテンゾールデポー	12.5〜25	2	3.6	7.5/2
4週持効					
デカン酸フルフェナジン	フルデカシン	12.5〜75		6.8〜9.6	15/4
デカン酸ハロペリドール	ハロマンス ネオペリドール	50〜150	5〜14	27.2	30/4

（文献1より改変引用）

　この他に持効性抗精神病薬（デポ剤）として、2週持効のエナント酸フルフェナジン、4週持効のデカン酸フルフェナジンおよびデカン酸ハロペリドールが存在する（表12）。デポ剤は2あるいは4週に1度筋肉注射すればよく、フルフェナジンやハロペリドールが有効であるにもかかわらず、コンプライアンスが悪いために再発をくり返す症例の維持療法に用いられる。

3. 副作用

　ここでは比較的発現頻度が高く、その副作用のために患者が一般身体科を受診する可能性が高いものを主に取り上げる。副作用は患者のQOLを低下させるばかりでなく、ときには生命の危険を伴うことさえある。ともすれば医師は治療効果にばかり目を奪われ、副作用の発現には注意がおろそかになりがちであるが、抗精神病薬の投与時に副作用について十分な説明を行うとともに、診察時には副作用の有無を確認するなどの対策が求められる。抗精神病薬を単剤かつ必要最少用量で投与することにより、副作用の発現を最小にすることができる。

A. 錐体外路症状

　すべての抗精神病薬は錐体外路症状の原因薬物となりうるが、特に従来型の

高力価薬物により惹起されやすく、新規抗精神病薬では惹起されにくい。急性の錐体外路症状は、抗精神病薬投与開始後数日から数週で出現し、用量依存的で、原因薬物の減量や中止により改善する。慢性の錐体外路症状は抗精神病薬投与開始後数ヵ月から数年で出現し、明らかな用量依存性はなく、原因薬物の中止後も持続することがあり治療抵抗性である。

①**パーキンソニズム**

　振戦、筋強剛、無動が三徴候であり、流涎や脂漏などもみられる。女性や高齢者で惹起されやすい。抗パーキンソン薬の併用、原因薬物の減量や変更を行う。多くの場合、抗パーキンソン薬としてはビペリデンなど抗コリン薬が選択される。抗パーキンソン薬の長期投与は遅発性ジスキネジアや認知機能障害などを惹き起こす可能性があるため、漫然とした長期投与は避けなければならない。抗精神病薬に対しては耐性が形成されるため、初期には抗パーキンソン薬を併用したとしても数ヵ月後には中止できる場合がある。

②**急性ジストニア**

　若年男性にもっとも多くみられ、頸部後屈や斜頸、開口障害、嚥下障害、眼球上転などが特徴で、喉頭れん縮では生命の危険もある。抗コリン薬を筋注し早期に改善を図るとともに、抗コリン薬の経口投与、原因薬物の減量や変更を行う。

③**急性アカシジア**

　下肢のムズムズ感、落ち着きのなさなど自覚的な内的不穏症状、足踏みをする、歩き回るなど他覚的な運動亢進症状からなる。不安や焦燥といった精神症状との鑑別は重要だが困難なこともある。原因薬物の減量や変更、抗コリン薬の投与を行う。プロプラノロールなどβ遮断薬、クロナゼパムなどベンゾジアゼピン系薬物の有効性も報告されている。

④**遅発性ジスキネジア**

　舌を突き出す、口をもぐもぐさせるなど口顔面の異常運動の発現頻度が高く、四肢の舞踏病様運動や躯幹をくねらせる運動異常は頻度が低い。有効性が確立された治療法は存在しないため、抗精神病薬や抗パーキンソン薬の用量を必要最小限とする予防が重要である。原因薬物の減量や中止、新規抗精神病薬への変更、ビタミンE投与などが試みられている。

B. 悪性症候群

　有病率は0.07〜1.4％、死亡率は10〜20％とされ、抗精神病薬によるもっとも重篤な副作用の一つである。脱水や栄養不良が危険因子として知られており、精神運動興奮が著しい患者や緊張病症状を呈する患者などで、食事や水分の摂取ができない場合には特に注意を要する。意識障害、高熱、筋強剛、嚥下困難、振戦、尿失禁などを特徴とし、検査所見では白血球上昇および血清クレアチンキナーゼ上昇などを認める。合併症として肺炎、腎不全などがある。原因薬物を中止し、輸液や抗生物質投与などを行う。ダントロレンやブロモクリプチン（保険適用外）が用いられるが、これらの薬物療法に反応しない場合には電気けいれん療法が施行されることもある。必要であれば合併する呼吸不全に対し人工呼吸器管理、腎不全に対し人工透析を行う。抗精神病薬の再投与は、回復してから数週間の無投薬期間を経た後に、低力価薬物を低用量から使用することが望ましい。

C. けいれん発作と脳波異常

　けいれん発作は低力価薬物、特にゾテピンで発現率が高く、用量依存性がある。脳波異常としては徐波化が多く、棘波や鋭波などてんかん性異常波が認められることもある。けいれん発作や脳波異常を起こす可能性のあるその他の原因について鑑別したうえで、原因薬物の減量や変更を行う。

D. 自律神経症状

①抗コリン性副作用

　口渇、便秘、鼻閉、尿閉、閉塞隅角緑内障の悪化などは低力価薬物に多くみられるが、併用されることの多い抗コリン薬にも注意が求められる。口渇にはうがい、便秘には緩下薬の投与、尿閉にはジスチグミンなどコリンエステラーゼ阻害薬の投与などが行われる。症状が重い場合には原因薬物の減量や中止、抗コリン作用が弱い薬物への変更を行う。重篤な腸閉塞ではイレウス管の挿入などが必要となる。

②抗ノルアドレナリン性副作用

　α_1アドレナリン受容体遮断作用により、起立性低血圧が惹起され、ふらつ

き、めまい、失神などのために転倒することもある。急に立ち上がらないよう指導すること、原因薬物の減量や変更、ジヒドロエルゴタミンなど選択的α受容体刺激薬の投与が行われる。

E. 内分泌・代謝障害

①体重増加

体重増加作用はオランザピンや低力価薬物で強い。原因薬物の減量や変更、食事療法、運動療法を行う。

②耐糖能異常

症状は口渇、多飲、多尿などである。日本でもオランザピンやクエチアピンによる高血糖、糖尿病性ケトアシドーシス、糖尿病性昏睡の症例（死亡例を含む）が報告され、糖尿病患者への両薬物の投与は禁忌となった。定期的な血糖値の測定、原因薬物の中止、食事療法や運動療法、経口糖尿病薬の投与などを行う。

③性機能障害

男性では勃起障害や射精障害、女性では無月経など月経異常が認められる。性欲低下や高プロラクチン血症による乳汁分泌は男女ともにみられることがある。高プロラクチン血症は特にスルピリドなどベンズアミド系薬物で惹起されやすい。原因薬物の減量や変更、ブロモクリプチンの投与などが行われる。

④抗利尿ホルモン不適合分泌症候群（SIADH; syndrome of inappropriate secretion of antidiuretic hormone）

抗精神病薬を服用している患者に低ナトリウム血症が生じることがあり、その原因の一つに抗精神病薬によるSIADHがあげられる。SIADHとは、ADHの分泌過剰により希釈性低ナトリウム血症と尿中ナトリウム排泄が持続するものをいい、無気力、虚弱、易疲労感、頭痛、食欲不振、嘔気、筋けいれんなどの症状がみられる。さらに混乱状態、見当識障害、けいれんを示し、昏睡から死に至ることもある。原因薬物の中止、水分制限、ナトリウムの経静脈的投与などが行われる。ただし、急速な血清ナトリウム値の補正による心不全や橋中心髄鞘崩壊症に注意が必要である。

F. 精神症状

①過鎮静

　低力価薬物で起こりやすい。急性期治療において適度な鎮静は必要だが、傾眠など過剰な鎮静は患者のQOLを低下させる。鎮静作用には耐性が形成されるため、しばらく経過を観察することにより、眠気などは消失することが多い。眠前投与のみとするなど用法の変更、原因薬物の減量や変更を行う。

②認知機能障害

　記憶、実行機能、注意、知覚・運動能力、言語などの障害を特徴とする。認知機能障害は統合失調症の症状の一つでもあるが、抗精神病薬がこれらを惹起することも知られている。コリンエステラーゼ阻害薬が試みられているものの、有効性が確立された治療法は存在しない。必要最小限の抗精神病薬投与、不必要な抗コリン薬の併用を避けるなど予防が重要である。

③抑うつ症状

　抑うつ症状と陰性症状との鑑別は困難であり、さらに抑うつ症状が抗精神病薬の副作用だと判断することはきわめて困難である。しかし、統合失調症患者の約10％は自殺により死亡し、その危険因子として抑うつ症状の存在が重要なことから、抑うつ症状に対しては十分な注意を払う必要がある。原因薬物の減量や変更、抗うつ薬投与などを行う。

G. その他の副作用

　抗精神病薬はQT延長やTorsade de Pointesなどの心電図異常あるいは突然死を惹起することがあり、フェノチアジン系薬物で発現頻度が高い。原因薬物の中止、抗不整脈薬投与、一時的ペーシングなどを行う。

　肝障害では肝酵素の上昇や胆汁うっ滞性黄疸が特徴であり、クロルプロマジンなどフェノチアジン系薬物で発現頻度が高い。原因薬物の減量や中止、必要に応じて肝庇護薬を投与する。

　血液・造血器障害としてもっとも重篤で注意を要するものは無顆粒球症であり、フェノチアジン系薬物などで惹起される。咽頭痛や発熱などの症状がみられ、検査所見では好中球の著明な低下が認められる。ただちに原因薬物を中止し、血液専門医による治療が必要である。

薬疹はいかなる抗精神病薬でも惹起されうる。原因薬物の中止、抗ヒスタミン薬やステロイド投与を行う。クロルプロマジンによる光過敏性皮膚炎も知られており、日光暴露の防止や日焼け止め薬使用の指導を行う。

クロルプロマジンの長期大量投与により角膜混濁や水晶体混濁、チオリダジンの長期大量投与により網膜色素変性が起こることがある。これらは非可逆的であり、特に後者では失明の危険もあるため、抗精神病薬を長期投与されている患者では定期的な眼科的診察が望ましい。

4. 離脱症状

抗精神病薬を減量あるいは中止して多くは1週目に、抗コリン性離脱症状が惹き起こされることがある。悪心、嘔吐、下痢、発汗、不眠、頭痛、めまいなどの身体症状および不安、焦燥などの精神症状がみられることがある。服薬を自己中断しないよう患者に指導する、抗精神病薬や併用される抗コリン薬の急速な減量を避けるなどの対策が必要である。

5. 併用禁忌

身体疾患の治療薬も含めて抗精神病薬との併用が禁忌とされている薬物が存在し、精神科以外の医師にとってもその知識は必須である。ここでは医療薬日本医薬品集2004（第27版）[2]の記載に基づいて解説を加えるが、治療に際しては常に最新の添付文書を確認し、緊急安全情報にも注意を払う必要がある。

A. 多くの抗精神病薬とアドレナリン

アドレナリンはαおよびβ受容体刺激薬であり、抗精神病薬のα受容体遮断作用により、β受容体刺激作用が優位となり血圧低下作用が増強される。

B. チオリダジンと選択的セロトニン再取り込み阻害薬（SSRI; selective serotonin reuptake inhibitor）、三環系抗うつ薬、β遮断薬

　フルボキサミン、パロキセチン、fluoxetine（国内未承認）などのSSRI、イミプラミン、アミトリプチリン、クロミプラミンなどの三環系抗うつ薬、プロプラノロール、ピンドロールなどのβ遮断薬は肝代謝酵素チトクロームP450（CYP; cytochrome P450）2D6の阻害作用を有しているため、CYP2D6により代謝されるチオリダジンの血中濃度が上昇し、心室性不整脈やQT延長などが惹起されるおそれがある。併用禁忌とされてはいないが、他の多くの抗精神病薬もCYP2D6で代謝されるため同様に注意が必要である。反対に、抗精神病薬のCYP2D6阻害作用によりSSRI、三環系抗うつ薬、β遮断薬の血中濃度が上昇し、これら薬物の作用が増強されるおそれがある。

C. ピモジドとHIVプロテアーゼ阻害薬、リトナビルなどアゾール系抗真菌薬、イトラコナゾール、クラリスロマイシン、エリスロマイシン

　後者のCYP3A4阻害作用によりCYP3A4で代謝されるピモジドの血中濃度が上昇し、QT延長や心室性不整脈などを惹起するおそれがある。

6. 抗精神病薬による治療アプローチの実際

A. 急性期治療[3]

　統合失調症の発症から抗精神病薬による治療を開始するまでの期間が長いほど社会適応能力が下がることが明らかにされており、早期の診断ならびに早期の治療が重要である。原則的には新規抗精神病薬を第一選択として単剤かつ低用量から治療を開始する。日本では新規抗精神病薬の導入により従来型抗精神病薬の処方頻度は減少傾向にあるものの、依然としてその処方頻度は高く、新

規抗精神病薬を中心とした治療への移行が望まれる。日本でしばしば行われる抗精神病薬の多剤併用は臨床効果の増強を期待できないばかりか、薬物相互作用により予測できない副作用を惹き起こすおそれがあるため、基本的には行うべきでない。

コンプライアンスや副作用の確認をしつつ、第一選択薬を十分な用量まで漸増し、十分な期間（4～6週間）用いても治療効果が得られなければ、その抗精神病薬は無効と判断し、別の抗精神病薬に変更する。ただし、抗精神病薬の血中濃度が不十分なため臨床効果の得られない患者を非反応者と誤って判断しないために血中濃度モニタリング（TDM; therapeutic drug monitoring）が必要とされる。たとえば、ハロペリドールとブロムペリドールでは血中濃度の上昇に伴って治療効果の得られる患者数は累積していくが、十分濃度（12～13ng/ml）を超えると新たに治療効果が得られる症例の出現は期待できないという治療的飽和の存在が知られている。一方、両薬物の用量と血中濃度の間には著しい個体差が存在し、用量から血中濃度を予測することは困難なためTDMが有用とされる。

B. 維持療法[3,4]

服薬中断により再発率が上昇することや再発をくり返すごとに社会適応能力が低下することなどから、急性期治療が成功し回復した後も抗精神病薬による維持療法が必要とされる。維持療法の目標は再発を防ぎ、副作用を最小限とし、患者のQOL向上をはかることである。そのために必要な抗精神病薬の用量や投与期間に関する一定の結論は出されていないが、初めて精神病状態を経験した患者では12～24ヵ月、複数回の精神病状態を経験した患者ではより長期の投与が推奨されている。

新規抗精神病薬を服用している患者では従来型抗精神病薬を服用している患者よりも再発率が低いことが示されている。また、遅発性ジスキネジアの発現も新規抗精神病薬の方が従来型抗精神病薬よりも少ないため、維持療法においても新規抗精神病薬を第一選択とすべきである。

統合失調症の治療において薬物療法は中心的な役割を果たしているが、薬物療法に加え心理社会的治療などを包括的に用いることにより、それぞれの治療

法を単独で用いるよりも再発率を減少させることが報告されており、多面的な治療アプローチが必要とされる。

(渡部雄一郎、染矢俊幸)

VII. 薬物の効果と副作用に影響をおよぼす因子

　統合失調症の治療において、幻覚・妄想などの陽性症状を改善する効果をもち、薬物療法の中心的役割を果たしているのは抗精神病薬である。抗精神病薬には、1960年代から用いられてきた定型（従来型）抗精神病薬と、錐体外路症状（パーキンソン症状）などの副作用発現の危険性が少ないという特徴をもつ非定型（新規）抗精神病薬があるが、現在、欧米、日本ともに主として非定型抗精神病薬が統合失調症治療の第一選択薬として用いられている。わが国では、1996年のリスペリドン（リスパダール®）を皮切りに、2000年以降、オランザピン（ジプレキサ®）、クエチアピン（セロクエル®）、ペロスピロン（ルーラン®）が次々と市販され、現在では多くの非定型抗精神病薬が選択可能となった。これらの薬剤においては、統合失調症の陽性症状だけでなく陰性症状に対しても効果が期待できる一方で、肥満、耐糖能異常、脂質代謝異常などの副作用の出現頻度が高いといわれている。しかしこれらの臨床効果や副作用の発現に影響を及ぼし、これらの予測の指標となるような生物学的な指標は見い出されておらず、今後の統合失調症における薬物療法において重要な課題であると考えられる。

　一方、定型抗精神病薬であるハロペリドールやブロムペリドールについては、臨床効果・副作用に影響を及ぼす因子として薬物血中濃度の影響が明らかにされており、実際に臨床現場で血中濃度モニタリングが用いられているが、その本来の意義は理解されておらず、臨床効果・副作用を予測するために十分利用されているとはいえないのが現状である。

　本稿ではこれまでに得られた抗精神病薬の臨床効果・副作用に関する分子薬理遺伝学的研究を検討し、薬物動態や代謝に関する知見を整理すると同時に、抗精神病薬における血中濃度モニタリングの臨床的意義と問題点についても考察する。

1. 薬物血中濃度

　抗精神病薬の臨床効果・副作用に影響を及ぼす因子の一つに薬物血中濃度がある。血中濃度以前に、抗精神病薬の効果を予測する指標としてまず注目されたのは薬物の投与量（用量）であったが、同じ用量でも、個体間に血中濃度の大きなばらつきが認められることから、問題のあることがわかった。同じ用量であっても、ハロペリドール（HAL）では3〜4倍、ブロムペリドール（BRP）では約8倍の個体差があることがわかっており、用量から血中濃度を予測することは非常に困難である。そこで直接血中濃度そのものを用いて、臨床効果・副作用を予測しようとする試みがなされ、臨床応用が可能となった。従来、精神科領域では抗てんかん薬や炭酸リチウムなどの限られた薬物に対して血中濃度測定が行われてきたが、定型抗精神病薬についても、1990年にHALの血中濃度モニタリング（治療的濃度監視; TDM）が保険適応を受け、さらに1994年BRPのTDMも保険診療で行えるようになった。したがってこれらの二つの薬剤については、日常臨床で手軽にTDMを利用できるようになっている。一方、非定型抗精神病薬による薬物療法においては、TDMの意義そのものが確立されておらず、現在臨床応用が可能な客観的指標は存在しないといえる。

2. 薬物血中濃度に影響をおよぼす因子

　薬物血中濃度には、抗精神病薬の代謝、併用薬との薬物相互作用など、さまざまな薬物動態学因子が影響を与えることがわかっており、定型抗精神病薬についてはある程度まとまった知見が示されている。しかし非定型抗精神病薬については、これまでにいくつかの薬物動態に関する報告はあるものの、現時点では一致した見解が得られていない。以下に薬物血中濃度に影響を及ぼす因子の代表的なものについて簡単に述べるとともに、それぞれの非定型抗精神病薬について、CYP分子種と臨床効果・副作用との関連などについて、現在までの報告をまとめる。

A. チトクローム P450

　薬物代謝における個体差が、血中濃度に影響を及ぼすことが報告されており、特に肝の代謝酵素であるチトクローム P450（CYP）と抗精神病薬の血中濃度との関連が注目されている。CYPにはさまざまな分子種があり、CYP1A2、CYP2C9、CYP2C19、CYP2D6、CYP3A4などが比較的よく知られているが、これらの分子種の遺伝子型には人種や個体間で差がある。たとえばCYP2D6には酵素活性を減弱させる*CYP2D6*3*、*CYP2D6*4*、*CYP2D6*10*、酵素欠損を生じる*CYP2D6*5*などの対立遺伝子（アレル）があるが、*CYP2D6*3*、**4*は比較的コーカサス人（白人）で多く、*CYP2D6*5*、**10*は白人と比較してアジア人種に多いといわれている。これらのアレルをもつ個体では抗精神病薬の血中濃度が上昇する可能性があり、同じ用量の抗精神病薬で治療を受けていても、これらのアレルをもつかもたないかによって個人個人の臨床効果・副作用には違いがみられることが示唆される。

B. 薬物相互作用

　近年、薬物相互作用が注目され、精神科領域に留まらず、さまざまな薬物の組合せで相互作用が起こることがわかっている。一般に、2種類以上の薬物を併用した場合、互いの薬物動態に何らかの影響を及ぼし合うのは当然であり、その意味では薬物相互作用は無数にあるともいえる。臨床薬理学領域では相互作用の機序を解明し、事前に予測可能となるように研究が進められているが十分とはいえず、実際に評価するには血中濃度測定が重要となる。たとえば抗てんかん薬であるカルバマゼピン（CBZ）の併用によりブロムペリドール（BRP）の血中濃度が低下することが知られている。BRPの代謝にもっとも強く関与しているのはCYP3A4であるが、CBZにはCYP3A4の活性を上昇させる作用があり、この結果相互作用が生じると考えられている。またCYP3A4を阻害するイトラコナゾール併用によりBRP血中濃度が上昇することが知られており、BRPの血中濃度を検討する場合、CYP3A4の酵素活性を低下させる（阻害する）、あるいは上昇させる（誘導する）薬物の併用の有無を考慮すべきであるが、その影響は個体によって大きく異なり、予測できないものである。したがってそ

の評価には個体ごとの血中濃度モニタリングが必要であるといえる。

C. その他の問題

　嗜好品の中には血中濃度に影響を与える可能性をもつものが少なくない。たとえば喫煙はHALの血中濃度を低下させ、グレープフルーツジュースはその中に含まれるフラボノイド類が小腸粘膜のCYP3A4を阻害することから、CYP3A4で代謝されるBRPなどの抗精神病薬の血中濃度がグレープフルーツジュース飲用によって上昇するといわれている。また、肝機能障害や腎機能障害も血中濃度に影響を及ぼすものである。多くの抗精神病薬は脂溶性で肝代謝・排泄されるため肝機能異常がある場合には注意が必要であるが、一方、ベンザミド系のスルピリド、スルトプリドやリスペリドンは腎で排泄されるため、これらの薬物では腎機能を考慮すべきである。

D. 非定型抗精神病薬における薬物動態学的研究

①リスペリドン

　リスペリドン（以下RIS）の肝における代謝には主としてCYP2D6が関与しており、特にRISの主要な代謝産物である9-水酸化リスペリドン（9-OH RIS）への代謝経路にCYP2D6の関与が大きいといわれている。CYP2D6の遺伝子型とRISおよび9-OH RISの血中濃度、臨床効果との間の関連については、コーカサス人（白人）種、日本人を含むアジア人種ともにさまざまな見解がある（Scordo et al 1999、Roh et al 2001）が、統一されたものはない。

　一方でCYP3A4がRIS代謝に及ぼす影響についても報告されているが、RIS代謝においてCYP3A4が果たす役割は現時点では十分明らかにされていない。

② Clozapine

　Clozapine（以下CLZ）は現在、日本では未発売の薬剤であるが、欧米では新規抗精神病薬の中でもっとも多くの薬理学的研究がおこなわれている薬剤である。CLZの肝における代謝には、主としてCYP1A2が関与していることが知られている。そのため一般にCYP1A2の酵素の働きを活性化させる（誘導する）物質（CBZ、喫煙など）はCLZ血中濃度を低下させ、CYP1A2を阻害する働きをもつ物質（カフェイン、抗生剤エリスロマイシンなど）はCLZ血中濃度を

上昇させるという。また CYP2D6 を阻害させる薬剤も CLZ の血中濃度を上昇させるといわれているが、その機序は明らかにされていない。

　CLZ の臨床効果と血中濃度に関する報告は多数あるが、いまだに一致した見解は得られていない。CLZ 血中濃度と統合失調症の症状評価尺度である BPRS（Brief Psychiatric.Rating Scale）の改善度との間に相関がみられるという報告（Perry et al 1991、Kronig et al 1995）もあるが、その一方で CLZ 血中濃度と CLZ の治療反応性の間には関連がみられないともいわれている。

　CLZ の使用により起こりうるもっとも重篤な血液学的異常は無顆粒球症であり、易感染性をきたし、最悪の場合には死の転帰をとる場合がある。その頻度は 0.8〜1％であるといわれているが、発症機序については不明であり、CLZ およびその代謝産物の血中濃度と無顆粒球症発症との間に相関は認められていない。また CYP2D6 遺伝子多型と無顆粒球症との関連についての研究報告もあるが、2D6 の関与は否定されている。一方、CLZ 誘発性の顆粒球減少症および無顆粒球症の発症予測は困難であるものの、定期的な血液モニタリングが発症率と死亡率を減少させるのに効果的であると考えられている。

③オランザピン

　オランザピン（以下 OLZ）の肝における代謝には CYP1A2 が関与しているといわれている。CYP1A2 の阻害薬であるフルボキサミンが OLZ 血中濃度を上昇させ、OLZ と 1A2 の阻害薬であるシプロフロキサシンの併用も、OLZ 血中濃度を上昇させるといわれている。また CBZ は CYP1A2 と CYP3A4 を誘導するため、OLZ と CBZ の併用により OLZ 血中濃度は減少するという。喫煙もまた 1A2 を誘導するため、OLZ 血中濃度を低下させる。

　OLZ 血中濃度と臨床効果との関連についてはいくつか報告があり、統合失調症患者における OLZ 血中濃度と治療反応性、副作用との間には関連がみられるとの報告がある（Perry et al 2001、Skogh et al 2002）。

④クエチアピン

　クエチアピン（以下 QTP）の肝代謝には主に CYP3A4 が関与しているが、CYP1A2、2C9、2C19、2D6 および 3A4 らに対する阻害作用は示さないといわれている。したがって 3A4 の誘導剤は QTP 血中濃度を低下させ、3A4 の阻害剤は QTP 血中濃度を上昇させる作用を示す。たとえば 3A4 の誘導剤であるフ

ェニトインはQTP血中濃度を低下させ、QTPとCBZとの併用もQTP血中濃度を減少させるといわれる。またQTP血中濃度と臨床反応との間には現時点で関連は見い出されていない。

⑤ペロスピロン

ペロスピロン（以下PER）は、わが国で開発された薬剤であり、2001年に市販された。PERは多くの代謝物を産生するが、主要代謝物はID-15036と呼ばれる1,2シクロヘキサンカルボキシリミド水酸化物である。この代謝は主にCYP3A4を介して行われ、ID-15036は神経伝達物質セロトニンに対する拮抗作用をもち、PERの経口投与後のID-15036血中濃度はPERよりもはるかに高値であることが報告されている（石橋ら1997）。このことからPER内服患者における臨床効果・副作用の発現にはこの代謝物の関与が大きいことが示唆される。また3A4が代謝経路に関与していることから、PERとCBZなどの3A4の誘導剤を併用した場合にPERの臨床効果・副作用が影響を受ける可能性が考えられる。

3. 血中濃度を検討する際に留意すべき他の因子

以上述べたように、非定型抗精神病薬における薬物動態学的研究の結果をみると、各薬剤の血中濃度と臨床効果・副作用との間の関連が見い出されたものもある一方、関連が見い出せなかったものもあり、一致した見解が得られていない。以前から抗精神病薬の血中濃度と臨床効果・副作用との関連を評価する際に検討すべき問題はいくつか存在していたが、そうした問題が新規抗精神病薬の薬物動態を評価する場合にも十分に考慮されているとはいえない。以下にこれらの問題点についてまとめる。

A. 有効濃度域と治療的飽和

前に述べたように、定型抗精神病薬であるHALやBRPにおいてはすでにTDMが保険適応となっており、臨床の場で広く用いられている。しかし実際

には、TDM は服薬遵守の確認にしか用いられない場合も多いうえ、血中濃度を測定しても、その値と臨床効果を検討してどのように治療計画に反映させればよいのか十分に理解されておらず、TDM の臨床的意義が十分に生かされているとはいえない。臨床の場では血中濃度と臨床効果の間にはっきりとした関係性を認めにくいと考えられているようだが、その原因のひとつとして有効濃度域 (therapeutic window) の問題がある。血中濃度と臨床効果を検討した研究から、有効濃度域が存在し、HAL の場合は 3〜17 ng/ml、BRP では 4〜20 ng/ml とされ、これが基準値となっている。われわれの研究では HAL、BRP の血中濃度にはそれ以上増加させてもさらなる臨床効果が期待できない「十分濃度」が存在し、この関係を治療的飽和 (therapeutic plateau) と呼んでいる (広兼ら 1997、染矢ら 1996)。つまり、「臨床効果は血中濃度上昇につれて増加するが、ある一定の濃度を超えるとそれ以上の効果は期待できない」ということである。したがって、有効血中濃度を幅で捉えるという有効濃度域の考え方では、「その範囲内に血中濃度があれば良い」と考えて薬物を十分量まで増量せず、過小な投与量のまま薬物に反応しない者として判断してしまう危険性があり、このことが血中濃度と臨床効果との関係に対する誤解を生じさせているのではないかと考えられる。

B. 薬剤に対する反応性

血中濃度と臨床効果との間に関係を見い出すことを困難にしている要因として、さらに、もともとその薬物に対して反応しない者 (非反応者) と反応が良好であった者とをいっしょに扱ってしまっているという問題がある。血中濃度モニタリングを用いて臨床効果を評価する際にもっとも重要なのは、いくら血中濃度を上げても臨床効果が得られないという、本当に薬物に対して反応しない者と、血中濃度が十分でないために臨床効果が得られず、見かけ上薬物に対して反応しない者となっている者を区別することであるといえる。

まとめ

以上述べたように、薬物血中濃度は、抗精神病薬の臨床効果・副作用に影響を及ぼし、これらの予測に有用であると考えられている因子である。しかし非

定型抗精神病薬における薬物動態学的研究は十分に行われてはおらず、薬物血中濃度と臨床効果・副作用との関連についての一致した見解は得られていない。また、TDM に関しても、一部の研究結果では有用であると報告されているものの、現時点では臨床応用のめどは立っていない。しかし治療濃度と副作用が出現する濃度が近接している薬剤や、重篤な副作用をもつ薬剤を投与する場合に TDM は非常に重要である。現在、抗精神病薬治療全般において TDM は服薬遵守の確認など、限られた目的のみで用いられているが、今後の薬物動態学的研究によって、新規抗精神病薬の臨床効果・副作用予測の指標となりうる生物学的マーカーとして、TDM の有用性が確立されることを期待したい。

（澤村一司、染矢俊幸）

VIII. 病因・病態の理解(1)：画像研究から

　脳に関する知識がきわめて限られていた時代において、先人は大胆かつ精密な症状・経過観察だけを頼りに統合失調症を概念化した。しかし、実はその最初の時点から、客観的証拠は得られていないものの、すでにこの症候群が脳の異常を伴っていることが想定されていた。彼らはこの事情を"内因"という言葉で表現し、その生物学的実態の解明を後世に託した。脳の世紀といわれる今日、脳の局所構造を高い解像度で把握し、信号の時間変化を克明に追跡できる非侵襲的脳検査法の出現により、彼らの疑問の一部に答えることが可能となりつつある。統合失調症における脳の構造的あるいは機能的異常に関するわれわれの理解は飛躍的に増大し、もはやこの疾患が脳の病であることを疑う者はいない。この章では、統合失調症の画像研究を中心に研究成果を要約し、そこから統合失調症の脳異常を推測してみたいと思う。

　なお、本稿では読者の理解を容易にするため、事実を大局的な視点から述べた。詳細な解説については、巻末にあげた文献を参考にされたい。

1. CT革命、そしてNMR医学へ

　歴史的な脳画像検査のひとつに、気脳写がある。今では廃れた気脳写撮影は、1913年Luckettにより初めて行われた。Dandyはこれに改良を加え、腰椎穿刺により髄液を空気に置き換えることで画像コントラストを得る方法を開発した。しかし、統合失調症に対する有効な治療法が未確立であった時代に、頭痛や吐気など大変な苦痛を伴う気脳写を、統合失調症患者に適用することは困難であった。しかし1970年代初頭に、HounsfieldとCormackによりコンピュータ断層撮影（CT）の原理が発表されると、この状況は一変した。X線CTの登場である。早くも1976年に、Johnstoneらが統合失調症における側脳室の拡大

を報告している。以後、側脳室の拡大は、より大規模な研究で確認され、かつて機能性精神病（たとえば神経梅毒に伴う精神病のような、病理所見や検査異常が明確に存在する器質性精神病に対比して用いられる用語）といわれた統合失調症にも、脳の形態学的異常が存在するとの認識が一般的になった。

統合失調症の脳形態学的研究は、1946年にBlochとPurcellによる核磁気共鳴の発見からおよそ30年を経て本格的臨床応用が始まった磁気共鳴画像法（MRI）により新たな時代を迎えた。1990年代にMRIが臨床の場に広く普及するにしたがい、脳形態学的研究も爆発的に増加した。MRIのX線CTに対する優位性は明らかで、マトリックス数（デジタル画像の画素数）やスライスの厚さを調整することで、より高解像度の三次元撮影が可能となった。測定対象は、測定が容易な脳室から複雑な形態を持つ脳組織へシフトし、現在ではより精密な局所脳部位の体積測定が行われている。統合失調症には、脳室の拡大と脳の萎縮がある。簡単にいえばこれが結論であるが、われわれは一歩進めて、この変化が脳のどの部位でどの程度存在し、またいつ頃に生じて経時的に変化するのか否かを問う必要がある。

統合失調症では、側脳室の下角が軽度拡大していることが多く、これは側頭葉内側部の萎縮に対応している。左右差を認める場合もあり、右に対して左の方が大きい場合がある。その他、第3脳室や第4脳室の拡大を指摘した研究もあるが、側脳室ほど確かではない。脳室の拡大が初回エピソード（統合失調症の活動期の症状が初めて出現した時期）の患者ですでに認めることなどを間接的証拠として、拡大は顕在発症の前から存在すると推測されており、神経発達過程における障害の証拠とされる。このような脳室の拡大を特徴として持つ統合失調症を、著名な英国の精神医学者であるCrowはⅡ型と呼んだ。Ⅱ型は抗精神病薬への反応が不良で陰性症状が強く、予後は不良であるという（その逆がCrowのⅠ型で、抗精神病薬への反応が比較的良好で陽性症状が目立ち、予後が良い傾向がある）。

脳萎縮を認めるもっとも一貫した部位は側頭葉である。海馬、海馬傍回を含む内側構造に強いが、上側頭回の萎縮もしばしば指摘される。一方、前頭葉の萎縮は、これまでの研究ではやや一貫性に乏しかったが、洗練された方法を用いた最近の研究では、有意な体積減少を認めている。いずれにしても、対照と

比べた体積減少率は5％程度であり、神経変性疾患などと比較すれば大変軽度な異常である。しかし最近の研究により、この脳萎縮は徐々に進行することがわかってきた。統合失調症には、神経発達異常を基礎として、神経組織の変性過程も存在する可能性がある。しかし、その分子メカニズムの解明は始まったばかりである。

　NMRの本来の応用であるMRスペクトロスコピー（MRS）の統合失調症への応用は、1980年代の後半から始まっている。化学者の分子構造解析ツールであったMRSを、臨床で使われるMRI装置で実現したもので、脳における主要な代謝物質の同定と定量を、非侵襲的に行うことができる。シングルボクセル法という標準的な測定法では、たとえば2×2×2cm^{3}の大きさの前頭葉領域に測定を局在させ、この領域に含まれる代謝物のスペクトルを得ることができる。この場合のスペクトルとは、横軸に物質の種類を区別する情報を、縦軸にその物質の相対的濃度を表したものと考えてよいから、スペクトルを見ればどのような物質がどれだけ含まれるか、生体を傷つけることなくわかるのである。この分野は日本人研究者の貢献がたいへん大きく、大いに誇るべきであろう。ところで普通のMRIは生体の溶媒にあたる水を対象として画像化するが、水素原子（核）を含む水以外の脳代謝物質のMRS（＝プロトンMRS。水素原子核はすなわち陽子＝プロトンであるから）を行う場合、水は不要なものとして消去（水抑制）する必要がある。脳のプロトンMRSのスペクトルでは、巨大な水由来の信号をうまく抑制した後に高く明瞭なピークを示すのが、アミノ酸のひとつN-acetylaspertate（NAA）からの共鳴信号である。そして統合失調症においては、このNAAが脳のさまざまな部位（前頭葉、側頭葉、海馬、海馬傍回、大脳基底核、視床）で減少していることが判明した。NAAの機能については不明な点も少なくないが、成熟ニューロンの分子マーカーと考えられている。NAA由来の共鳴信号の減少は、統合失調症におけるニューロン密度の減少や機能不全を示唆する。

　一方、リン原子（^{32}P）も核磁気共鳴を生じる原子であり、リンのMRSを用いれば、脂質二重膜を構成するリン脂質由来とされる物質（phosphomonoester, PME; phosphodiester, PDE）やエネルギー代謝物（phosphocreatinine, PCr; adenosine triphosphate, ATP）を測定できる。統合失調症では、前頭葉や

側頭葉、基底核でPMEが減少しPDEが上昇しているとの報告があり、細胞膜の異化亢進が存在するのではないかと推測されている。間接的にこの仮説を支持する研究として、不飽和脂肪酸と統合失調症の関係を調べたものがある。食事中のある種の不飽和脂肪酸が少ない患者は症状が重症であり、不飽和脂肪酸は治療抵抗性の患者の症状改善に有効であるという。

その他のMRIの応用としてファンクショナルMRIがあるが、これはむしろPETによる脳賦活試験と同様の技法と考えられるため、別項で解説する。

2. PETとSPECTによる神経伝達機能の研究

陽電子放射断層撮影法（PET）あるいは単一光子放射コンピュータ断層撮影法（SPECT）による神経伝達物質受容体イメージングの研究は、MRIでは実現できない核医学検査固有のアプローチである。1980年代の初頭にPETを用いて初めてヒトのドーパミン受容体測定がなされて以来、統合失調症のドーパミン仮説の検証あるいは修正を求めて、ドーパミンD_1受容体、D_2受容体、シナプス前ドーパミン機能、ドーパミントランスポーターの測定が試みられている。かつて激しい議論が繰り広げられた線状体D_2受容体の増加については、否定的との報告が多い。一方、前頭前野D_1受容体結合能は低く、その低下は陰性症状（会話や思考の貧困、自発性の低下など）の発現に関与している可能性がある。さらにドーパ（芳香族アミノ酸脱炭酸酵素の作用でドーパミンとなる物質で、そのL型は抗パーキンソン病薬として利用される）の取り込み亢進およびドーパミン放出能の亢進の報告もあり、これはシナプス前ドーパミン機能の亢進という視点から、ドーパミン仮説を支持する所見である。一方、大脳皮質のセロトニン5-HT_2受容体については、不変という報告が多い。その他、ドーパミン系に密接に関係するGABA（抑制性神経伝達系の代表）やグルタミン酸（興奮性神経伝達系の代表）を介する系との相互作用の失調がこの疾患の一義的異常である可能性も指摘されている。多神経伝達系を同時に解析するような技術革新が、今後は必要なのかもしれない。

病態解析から一歩はなれて、より臨床に近いPETの利用法として、受容体占有率を指標として抗精神病作用や錐体外路性副作用を理解しようとする研究がある。たとえば、セロトニンドーパミンアンタゴニスト（SDA）のひとつであるrisperidoneでも、D_2受容体占有率が75％程度を超えると錐体外路性副作用が出現する可能性が高いという。したがって、十分な抗精神病作用を有しながらも占有率が75％を超えない1日4mgの内服が、risperidoneの至適用量として推奨される。

3. PETとファンクショナルMRIによる脳賦活試験

統合失調症には多彩な精神症状が現れるが、詳しく分析してみると、症状はより少数の比較的独立した単位に群化していることがわかった。三つの症状群を想定する3因子説（因子分析という多変量解析の結果に基づくもので、より多くの症状群を導いた研究もある。陽性症状と陰性症状の二つを想定するのは2因子説といえよう）では、統合失調症の症状は①精神運動貧困、②現実歪曲（幻覚と妄想）、③解体（まとまりのない会話と行動、不適切な感情）からなると考える。そしてこれら症状群に対応する症状評価尺度の得点と、ある脳部位の安静時血流量との間には一定の関係性が存在する。ある研究では、①精神運動貧困と前頭前野、②現実歪曲と側頭葉（海馬）、③解体と前部帯状回が関連した。①は長年いわれてきた統合失調症における脳血流代謝の前方活性低下（hypofrontality）であるが、このhypofrontalityは安静時での測定より次に述べる脳賦活試験で正常者との差が明瞭となることから、現在では「前頭葉の血流や代謝を必要に応じて増加させる機能の低下」と理解されている。

刺激や課題を与えたときに、基準となる状態から局所神経活動がどれだけ亢進するかを測定する脳賦活試験が盛んである。これには、PETによるものと、MRIによるものがある。前者は、陽電子（ポジトロン）を放出する酸素（^{15}O）で標識した水（$H_2{}^{15}O$）を注射して、脳から放射されるガンマ線をPETカメラでとらえる$H_2{}^{15}O$-PETが主流である。^{15}Oは半減期が約2分と短いので、刺激

や課題の施行時間もそれに制限されるが、各被験者は、ある程度の時間間隔をあけて最大12回程度反復施行することができる。安静時よりも有意に血流が増した局所脳部位を同定するのであるが、統計学的に有意な賦活を得るためには、少なくとも数名のデータを加算して処理する必要がある。体の動きに関する制約が比較的少ないこと、患者のすぐ近くに物品を配置できることなど、$H_2^{15}O$-PETの賦活試験はまだまだ多くの利点を有している。たとえば幻聴を周期的に繰り返す患者を対象とした研究では、海馬や海馬傍回といった側頭葉内側構造以外に、線状体や視床といった皮質下核も幻聴の発現に関与していることが判明した。

一方、MRIによる脳賦活試験の代表格がファンクショナルMRI (fMRI) である。fMRIの基本的原理は1990年代前半に発表され、その後急速に発展した。内因性の造影剤ともいえる血液中の還元ヘモグロビンの磁化率効果による局所磁場の乱れをT2* (tee two starと読み、みかけの横緩和の時定数を表す) 特性として捉え、統計学的に賦活領域を特定する技法である。詳細はともかく、$H_2^{15}O$-PETと同様にfMRIにおいても、安静時と比較して有意に血流が増した局所脳部位を同定することが目的である。fMRIの最大の利点は、超高速撮影法であるエコープレイナーイメージング (EPI) を用いれば、数分の実験でたとえば300回 (先の$H_2^{15}O$-PETでは12回) の画像データを取得することが可能であり、多数の被検者データを加算する必要はまったくない。しかし弱点もあり、体の動きに関する制約が厳しく、MRIの応用であるから患者の近くに金属物を置くことはできない。fMRIを用いて多くの多彩な研究がなされているが、たとえば頻繁な幻聴を体験している患者を対象とした研究では、下前頭回、前部帯状回、島回、側頭回、海馬・海馬傍回、下丘といった、大脳皮質と皮質下核を含む神経回路網が幻聴の発現に関与していることが判明した。これは先に紹介した$H_2^{15}O$-PETの所見に矛盾しない。賦活された領域の空間的解析や賦活程度を検討することで、統合失調症の症状や認知障害と関連する脳部位が同定されつつある。

図3 統合失調症の簡単な発症モデルとこれまでの画像研究

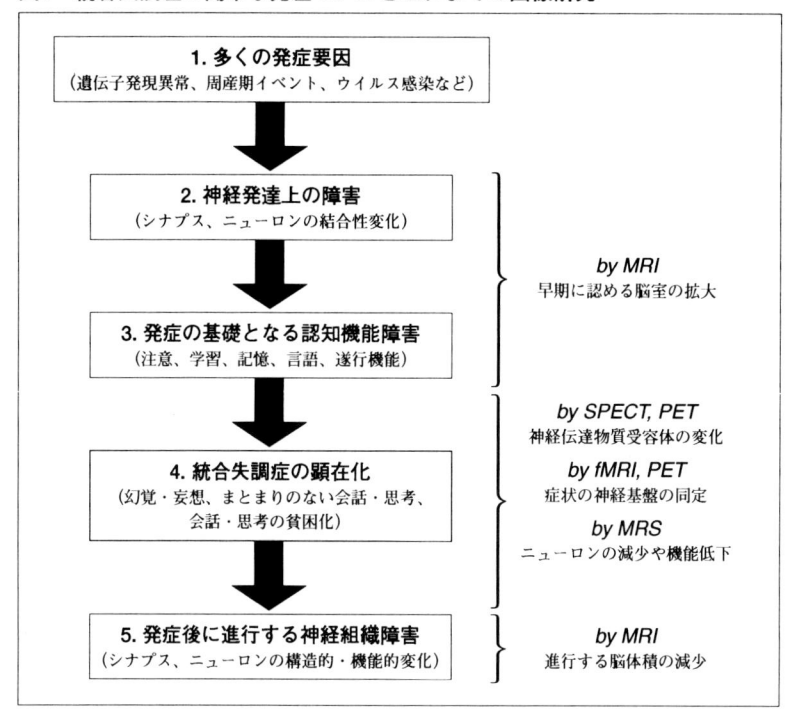

```
1. 多くの発症要因
（遺伝子発現異常、周産期イベント、ウイルス感染など）
          ↓
2. 神経発達上の障害
（シナプス、ニューロンの結合性変化）           } by MRI
          ↓                                    早期に認める脳室の拡大
3. 発症の基礎となる認知機能障害
（注意、学習、記憶、言語、遂行機能）
          ↓                              } by SPECT, PET
                                           神経伝達物質受容体の変化
4. 統合失調症の顕在化                     } by fMRI, PET
（幻覚・妄想、まとまりのない会話・思考、     症状の神経基盤の同定
  会話・思考の貧困化）                    } by MRS
          ↓                                ニューロンの減少や機能低下
5. 発症後に進行する神経組織障害            } by MRI
（シナプス、ニューロンの構造的・機能的変化）  進行する脳体積の減少
```

4. 画像研究を通して見えてきたこと

　統合失調症の死後脳には、脳が後天的障害（たとえば外傷や変性）を受けたときに観察されるグリア細胞の増殖（グリオーシス）がまれであること、MRI脳体積測定で見出された脳萎縮が、たかだか5％程度であることなどから、神経変性疾患に生じるようなニューロンの死滅は、統合失調症には存在しないと考えられる。むしろ解剖学的変化の多くは、神経細胞体、樹状突起やシナプス構造の機能低下や微細構造の変化に伴い生じているようだ。全皮質体積に占める樹状突起やシナプスの占める割合は相当に大きく、その変化はMRIによる精密な体積計測を駆使すれば十分反映されると思われる。それと同時に、これ

らの構造上に発現される各種神経伝達物質の受容体にも機能異常がありそうだが、ある一系統の受容体がある脳部位に限局して増減しているような単純な異常ではない。しかし、ドーパミン系のストレスに対する神経伝達機能の失調については、もっとも多くの証拠が存在し、ドーパミン仮説はいまだ有力な作業仮説であり続けている。ただし、ドーパミン系自体の異常が一次的であるのか、ドーパミン系に交互作用する他の神経伝達系が大もとであるのかについては、決着がついていない。同時に多数の神経伝達系を解析する技術革新を必要とするゆえんがここにある。加えて、受容体以降のセカンドメッセンジャーによる情報伝達を遺伝子発現レベルまで探求することも、今後必要かもしれない。簡略化した統合失調症の発症モデルに、これまでの画像研究を対応させたものを図3に示した。

　よりマクロな視点からみると、系統発生学的に新しい脳（前頭前野、外側側頭回）も旧い脳（海馬・海馬傍回、基底核、視床、小脳）も統合失調症に関係していることがわかる。これら脳部位をノードとして含む神経回路が、たいへん複雑な仕方ではあるが系統的に異常を惹き起こし、重要な機能を局在させている脳部位間の協調を失調させ、病型や経過の多様性を作り上げているようだ。統合失調症はまさに、分子・ニューロン・神経伝達系・局所神経回路など、さまざまなレベルでの統合の機能不全の病といえよう。日進月歩の画像テクノロジーがさらに統合失調症研究に投入され、この複雑にもつれた失調回路の動的解析が可能となる日が望まれる。

（北村秀明、塩入俊樹）

IX. 病因・病態の理解(2)
：疫学と遺伝研究から

1. 疫学

　ある人の出生から死亡までの間に、ある疾患を罹患するリスクを罹患危険度（morbid risk）という。罹患危険度は、人口構成や死亡率に影響されてしまう有病率（prevalence rate）よりも優れた指標である。多くの研究は統合失調症の罹患危険度を0.5～1％としている。1978～79年に10ヵ国、12地域研究センターで集められたデータによるWHO共同研究（日本では長崎が参加）では、罹患危険度は地域により若干の差があり0.56～1.74％であった。長崎での罹患危険度は0.74％であり、これは死亡するまでに1000人のうち7～8人が統合失調症を発症することを意味する。また、ある期間に、ある人口集団で新たに疾患を発症する人の比率を発生率（incidence rate）といい、これまでの研究では、統合失調症の発生率は人口10万人あたり年間17～54人という結果であり、ばらつきが多い。これは診断基準や調査方法の違いを反映していると考えられる。先のWHO共同研究では、統合失調症の発生率は人口10万人あたり年間20人程度（長崎は20人）で地域による極端な違いはなかった。

　統合失調症は全世界に存在するが、地理的分布に若干の差異を認める。都市部で出生もしくは生育した者の統合失調症発症リスクは非都市部の者より高い。デンマークでの大規模疫学調査で、出生時から15年間大都市で暮らした者は発症リスクが2.75倍になることが示されている。また、都市部居住との関連で、スラム化の進む地域からの初回入院率が高いことが1939年にFarisとDunhamによって示されている。社会経済的困難によるストレッサーが統合失調症の大きな要因になるとする仮説と、統合失調症になりやすい素因をもつ者が低い社会階層へ漂流（drift）し労働階級の住む地域に移動し、その後発症す

るという仮説が検討された。GoldbergとMorrisonによって統合失調症患者の父親の社会階層分布は一般集団と変わらないことが示され、漂流仮説（drift hypothesis）が支持されるようになった。統合失調症の発生率の国による違いは大きくはないと考えられている。

統合失調症の発生率の時代による減少は、多くの研究で指摘されている。しかし、精神科病床の削減といった医療システムの変化や、受診に至らない統合失調症患者の増加などを理由とした見かけ上の減少ではないかとの議論があり、発生率の時代による減少は確立された見解ではない。

統合失調症の発生率に男女差はない。しかし発症年齢に男女差がある。統合失調症は10代後半から20代に好発するが、発症年齢のピークは男性で15～24歳、女性で25～34歳である。既婚・未婚別の有病率では男女ともに未婚者で高い。

統合失調症患者の出生は晩冬から早春（北半球では2～3月）生まれに多い。この時期の出生は統合失調症発症の相対危険度を1.1倍に上昇させる。南半球での研究を含む数多くの疫学研究がこれを支持している。この現象は出生前後の環境要因（感染、日照、温度、栄養など）が関係しているのであろうが、十分に解明されていない。

統合失調症患者では死亡率が2倍に上昇している。これには発症初期では自殺、後期では喫煙や肥満といった生活習慣による疾患が影響している。

家系研究、双生児研究および養子研究により統合失調症発症への遺伝要因の関与はあきらかである。一度親族の統合失調症の家族歴の存在は、他の多くの環境要因よりも強い危険因子である。一卵性双生児（monozygotic twin, MZ）は遺伝的に同一であり、二卵性双生児（dizygotic twin, DZ）は平均して50％の遺伝情報を共有する。統合失調症が双生児の双方に発症する率（一致率）はMZで42～48％、DZで1.7～9％である。MZ, DZともに環境要因のほとんどを共有していると考えられるため、遺伝要因の一致する程度の違いで、統合失調症の一致率に差が生じていると推測される。ここから、統合失調症発症への遺伝要因の関与が推定されている。同一家系に統合失調症患者を多数認める多発家系の存在が知られており、一つの家系に患者が複数いることはまれではないが、多くの場合は他の家系構成員に発症を認めない孤発例である。また、

遺伝要因のみで発症が規定されるとすればMZでの一致率は100％に近い値になるはずであるが、実際のMZでの一致率はたかだか50％であることから、遺伝要因だけではなく環境要因の影響を無視できない。統合失調症の遺伝形式は、通常のメンデル遺伝では説明できない。血縁関係が離れるにしたがって罹患危険度が急激に低下することから、多因子遺伝が想定されている。

　以上から、統合失調症は、全体でみれば、環境要因と遺伝要因の双方が関与し、それぞれ複数の要因が原因となっていると推察される。ただし個々の症例の原因を特定することは困難であり、おそらく症例によってそれら要因の関与のパターンは異なるだろう。たとえば環境要因が中心の症例やその反対に遺伝要因が強い症例が存在するものと想定されている。

統合失調症発症に影響する要因

　上述のように、疫学研究および遺伝研究の所見から統合失調症の病因は単一ではないことがわかっている。個々の症例によって影響する要因は異なり、今のところ症例に応じた原因を特定することはできない。しかし疫学研究や分子遺伝研究の進展により、統合失調症発症に影響する要因は徐々に明らかとなりつつある。ここでは統合失調症の危険因子に関するこれまでの知見のうち環境要因を紹介し、遺伝要因は遺伝学および分子遺伝学の節で述べる。

環境要因

　胎生期や周産期の要因を早期環境要因、ライフイベントなど思春期以降の環境要因を後期環境要因と分けることが多い。

①早期環境要因

　統合失調症患者に冬生まれが多いことから、胎内感染、特に母体のインフルエンザ感染が注目されている。また、妊娠第1三半期の栄養不良、妊娠後期の風疹ウイルス感染、Rh血液型母子不適合、父親の死亡、出生時の低体重や小さい頭囲が環境要因の候補としてあげられる。

　産科合併症特に周産期の低酸素が統合失調症の危険因子となる。産科合併症は統合失調症の発症リスクを約2倍に高める。統合失調症患者を産科合併症のあるなしで比較すると、産科合併症ありの群はなしの群に比し、発症年齢が5

歳程度若い。したがって、特に若年発症の統合失調症で産科合併症が関連している可能性がある。

②**後期環境要因**

うつ病の発症と直前のライフイベント（近親者の死亡、病気、事故など生活上のできごと）との関連は有名である。うつ病でみられるほどではないが、統合失調症の発症にライフイベントが関与している可能性がある。

移民に伴う統合失調症の発症頻度の増加は、古くはOdegaardがアメリカに移住したノルウェー人の集団で報告している。英国へ移住したアフリカ系カリブ人集団での研究によると5～10倍の発生率の上昇を認めた。この原因が移民体験そのものによるものか、疾患脆弱性を持つ者が移民する傾向にあるためなのかを決定するには今後の研究が必要である。

2. 遺伝学

前述のように同じ家系内で複数のものが統合失調症を罹患しているケースをしばしば経験する。しかし家系内に同一疾患が集積する家族性と疾患が遺伝要因によるものであることを示す遺伝性とは同じ意味でないことに注意する必要がある。家族で共有している環境要因により疾患が家族性に出現することはよくあるからである（極端な例は感染症）。統合失調症の遺伝性を示すために、家系研究の他に双生児研究や養子研究がなされている。

遺伝要因と環境要因とが複数関与しているだろうと想定される疾患での遺伝要因の相対的影響を求めるには、遺伝率という数学的モデルを使用する。遺伝率は元来、数値として測定可能な表現型（量的形質、例：身長）を扱い、表現型の分散における遺伝要因による分散のしめる割合をいう。これを疾患という質的形質に適用するために、易罹病性が閾値をこえると疾患を発症するというモデルを仮定する。遺伝疫学研究により、統合失調症の遺伝率は70～85％であることがわかっており、遺伝要因の関与の強さが示されている。

家族集積性の指標として危険度比（λr）がある。これは、λr = 患者の血縁

者の罹患危険度／一般集団の罹患危険度で示され、同胞の場合はλsとよぶ。統合失調症のλsは7.3～11である。単一遺伝子疾患もしくは相加的多因子遺伝モデルでは（危険度比-1）は親族度が1度離れるに従い1/2になり、相乗的多因子遺伝モデル（それぞれの遺伝子座位間で相互作用（エピスタシス）があるもの）ではこれより急激に減少することが知られている。統合失調症の危険度比はMcGueらのデータに基づくと、MZ、同胞、二度親族、三度親族でそれぞれ、52.1, 8.6, 3.2, 1.8であり、単一遺伝子疾患モデルよりも急激に低下していることがわかる。したがって統合失調症の遺伝形式は相乗的多因子遺伝モデルがより適切であるといえる。

次に、家系研究、双生児研究、養子研究について若干の説明を加える。

A. 家系研究

　統合失調症の多くは、家系内に他の発症者がいない孤発例である。しかし、家系内に複数の統合失調症患者が存在する家族性のものも見受けられるため、遺伝要因の関与が想定されてきた。多くの家系研究がなされ、患者の家族の罹患危険度が調べられた。複数の研究結果をGottesmanがまとめたものを図4に示す。これによると、一般集団の罹患危険度が1％であるのに対し、同胞が統合失調症であるものの罹患危険度は9％である。同様に一卵性双生児の一方が統合失調症の場合、もう一方のものの罹患危険度は48％にもなる。罹患危険度は、すべての血縁関係において一般集団より高値である。このように統合失調症の家族集積性はあきらかである。共有環境の程度に差異が少ないと想定される一卵性双生児（MZ）と二卵性双生児（DZ）とで、罹患危険率が大きく異なることから、この差は遺伝情報の共有の違いから説明できるものと推測される。しかし、平均して50％の遺伝情報を共有している一度親族のなかでも、子供、同胞、DZ、親では罹患危険度がそれぞれ異なること、DZは同胞より罹患危険度が高く、これはDZには共有環境がより多いためと考えられること、また遺伝情報がまったく等しいMZでの罹患危険度は48％であり100％の一致をみないことから、環境要因の存在が示されている。

　統合失調症患者のいる家系に集積する精神疾患に、失調感情障害（特にうつ

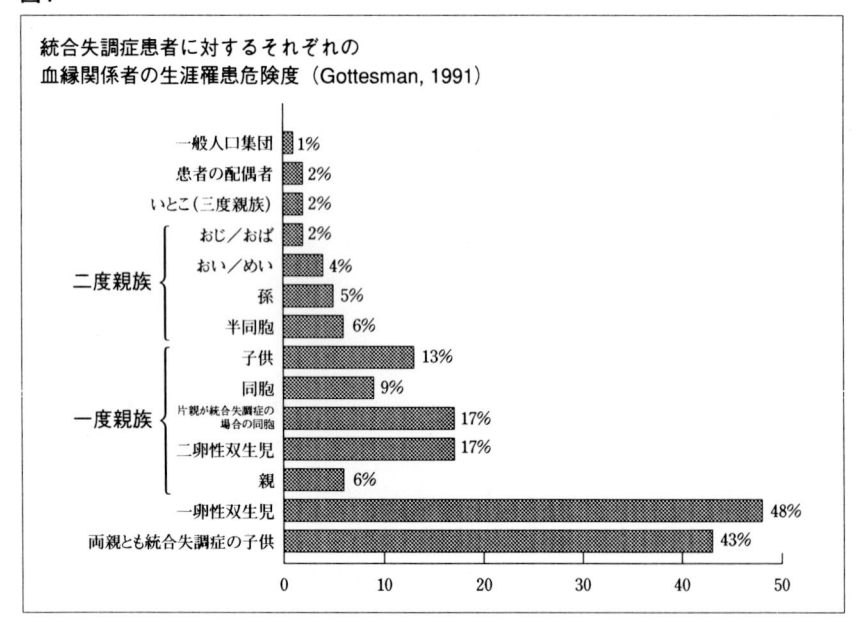

図4

統合失調症患者に対するそれぞれの
血縁関係者の生涯罹患危険度（Gottesman, 1991）

一般人口集団	1%
患者の配偶者	2%
いとこ（三度親族）	2%
二度親族 おじ／おば	2%
おい／めい	4%
孫	5%
半同胞	6%
一度親族 子供	13%
同胞	9%
片親が統合失調症の場合の同胞	17%
二卵性双生児	17%
親	6%
一卵性双生児	48%
両親とも統合失調症の子供	43%

病型）、失調型パーソナリティ障害、統合失調様障害、妄想性障害などあることがKendlerらによる家系研究で示されており、統合失調症との遺伝的共通性が示唆される。また精神病性の特徴を伴う気分障害、妄想性、回避性、およびシゾイドパーソナリティ障害が統合失調症家系に集積性があるという結果が報告されている。

B. 双生児研究

　前述のように、MZとDZの罹患一致率を調べることにより、遺伝要因の関与を判断できるので、ヨーロッパを中心に多くの双生児研究が行われてきた。最近の研究では、発端者法による一致率で、MZでは42～48％、DZでは1.7～9％であった。一致率は一貫してMZのほうがDZよりはるかに高い。これらの双生児研究の結果から、遺伝要因の重要性および環境要因の存在が示されている。これとは別に、統合失調症不一致例双生児の子供の研究で興味深い結

果が報告されている。Gottesman らの研究の結果、MZ 統合失調症不一致例の子供の統合失調症発症率は、罹患者の子供と非罹患者の子供とでは約17％とほとんど違いはなかったのに対し、DZ 統合失調症不一致例の子供では、罹患者の子供は17.4％、非罹患者の子供では2.1％と顕著な差がみられた。MZ 非罹患者はもう一方の MZ 罹患者と同様に疾患関連遺伝子を持つが、浸透度や環境要因の違いで発症しない、さらに MZ 非罹患者の子供へ疾患関連遺伝子が伝達され、MZ 罹患者の子供と同様に発症する、DZ 不一致例の子供の罹患率の違いは DZ 不一致例間で疾患関連遺伝子を共有しないためである、という解釈をこの研究は可能にしている。このように、これまでの双生児研究は統合失調症の遺伝要因の存在を一貫して支持している。

　MZ の不一致例を対象に、表現型の相違から疾患の要因を探索する努力がなされていたが、ごく最近、Kakiuchi らにより、双極性障害不一致 MZ 症例から疾患関連遺伝子が同定された。MZ のそれぞれから採取したリンパ球を芽球化し、DNA Chip で観察した遺伝子発現プロフィールの違いに基づいて関連遺伝子 *XBP1* が発見された。同様の手段で統合失調症関連遺伝子が同定される可能性があろう。

C. 養子研究

　養子研究では、養子の生物学的な親と養育家族とをそれぞれ調べることが可能であり、遺伝要因と環境要因との両方を評価可能である。Kety らのデンマークでの研究では、罹患者である養子の生物学的親族と養育親族のそれぞれの疾患発症頻度を調べ、対照として健常な養子の生物学的親族と養育親族での頻度と比較している。この研究法を養子親族研究という。統合失調症である養子の生物学的親族には統合失調症が有意に多く、養育親族では、対照群と同様の統合失調症罹患率であった。

　統合失調症の母親から生まれた子供で養子に出された人の罹患率を調査する養子研究においても、健常者から生まれ養子に出された対照群に比し、生物学的母親が統合失調症である養子に統合失調症が多く発症するとの結果が出ている。養子研究で統合失調症発症には生物学的な親子関係、つまり遺伝、が影響していることが示された。

3. 分子遺伝学

　臨床遺伝研究により統合失調症への遺伝要因の関与があきらかとなり、疾患関連遺伝子もしくはその遺伝子が存在する染色体領域を特定するために、1980年代から統合失調症の分子遺伝研究が行われるようになった。PCR法やDNA多型マーカーの開発により、1990年代には、膨大な数の研究がなされるようになり、統合失調症の大家系もしくは罹患同胞対家系を対象とした連鎖研究や神経伝達物質受容体をはじめとする機能的候補遺伝子法による解析が行われるようになった。また、全染色体を、5～10 cM程度の間隔に設定したマイクロサテライトマーカーを使用し網羅的に連鎖解析を行うゲノムスキャンが行われるようになり、いくつかの有力な候補領域が示された。さらに、2000年代になり、連鎖情報に基づく候補領域からのアプローチで、いくつかの関連遺伝子が同定された。

A. 連鎖解析

　これまでに数多くの連鎖解析が行われているが、すべての研究で支持された連鎖領域はない。しかしながらゲノムスキャンは20以上行われており、複数の研究で連鎖が指摘された領域があり、有望な染色体領域があきらかとなりつつある。

　ゲノムスキャンの対象となった民族は、そのほとんどがヨーロッパを起源としている。スウェーデン、フィンランド、ドイツ、アイルランド、アイスランド、イスラエル、ヨーロッパ系アメリカ人などの他に、アフリカ系アメリカ人、太平洋諸島、日本、などからのサンプルによる研究がなされている。解析法も多岐にわたり、LODスコアー法や家系による異種性を考慮に入れたHLOD法といったパラメトリック連鎖解析のほか、罹患同胞対法などによるノンパラメトリック連鎖解析がなされている。これまでの連鎖解析の結果、候補領域として当初は、6p, 8p, 22qが注目され、その後1q21-22, 6q21-6q22.3, 13q34さらにやや弱い所見であるが2q, 3p, 5q, 10p, 11qで連鎖の可能性があると考えられている。

　最近、ゲノムスキャンのメタ解析が発表された。Badnerらは8p, 13q, 22qが

有望であると報告し、Lewisらはこれと異なる方法でメタ解析を行い、2qで有意な連鎖の所見を得ている。さらに5q, 3p, 11q, 6p, 1q, 22q, 8p, 20q, 14pにも連鎖の所見があると報告している。

以上から、有望な領域があきらかとなってきたが、ほとんどすべての研究において共通してみられる連鎖領域は見つかっていない。このことから、統合失調症発症に大きな効果があり、民族や家系を超えて不偏な遺伝子は存在しそうにないことが推測される。発症効果が比較的小さい遺伝子が複数存在し、民族や家系により効果発現が異なること（遺伝的異質性）が考えられる。また民族特有の疾患関連遺伝子が存在する可能性もあり、日本人集団での連鎖研究の進展が望まれる。

B. 染色体異常からの解析

染色体の転座や欠失と関連して統合失調症様症状が出現することが知られている。1qに転座点を認め、その領域に連鎖を認めていた失調感情障害を含む統合失調症の大家系を対象とした研究で、転座により分断されている遺伝子が発見された。*DISC1*（*Disrupted in Schizophrenia 1*）と命名され、機能解析がなされている。

顔面形成の奇形を主徴とする22q11欠失症候群の20～30％の人に統合失調症もしくは失調感情障害が出現すること、22qは多くの連鎖研究で連鎖が示唆されていたことから、この領域と統合失調症との関連が注目されていた。この領域にはカテコール-*O*-メチルトランスフェラーゼ（*COMT*）遺伝子があり、関連研究で有意差が報告されている。また、この領域に存在するプロリンデヒドロゲナーゼ1（*PRODH*）と統合失調症の関連が報告されている。

C. 連鎖領域からの関連遺伝子の同定

上述の*PRODH*を含めて、近年連鎖情報に基づく関連遺伝子の同定が行われるようになってきた。*Dysbindin*（*DTNBP1*, 6p22.3），*neuregulin 1*（*NRG1*, 8p22-8p11），*G72*（13q34），*calcineurin A*γ *subunit*（*PPP3CC*, 8p21.3）があげられる。それぞれ単独のSNPよりもハプロタイプで強い関連がみられた。*Dysbindin*はニコチン性アセチルコリン受容体を調節し、一酸化窒素合成酵素

活性化を介してNMDA受容体を調節しているだろうと予測されている。*Neuregulin 1*は、当初アイスランドの集団で確認されたが、中国を含む他の民族でも追試確認された。*Neuregulin 1*ノックアウトマウスではNMDA受容体が減少し、さらに統合失調症患者において観察されるprepulse inhibitionの障害がこのノックアウトマウスでも同様に観察された。13q34領域の5 Mbにわたる191個のSNP解析により同定された*G72*は、そのハプロタイプで統合失調症との強い関連がみられた。G72と相互作用する蛋白質としてD-アミノ酸オキシダーゼ（DAAO）が同定された。DAAOの基質であるD-セリンはNMDA受容体のグリシン調節部位に結合することから、G72の機能もNMDAに関連している。Calcineurin B subunitの前脳特異的ノックアウトマウスが統合失調症類似の行動異常を示すことに着目し、calcineurin関連遺伝子多型で伝達不平衡テスト（TDT）が行われた。calcineurin関連遺伝子のなかから連鎖領域に存在するものを選択し、その多型を利用し解析したところ、*calcineurin Aγ subunit*の多型で関連がみられた。CalcineurinもNMDA受容体と関連した機能をもっている。

　このように、ここで示したもののほとんどはこれまでの薬理学研究、死後脳研究などで統合失調症と病態生理に関連すると推察されているNMDA受容体と機能的関連があり、きわめて興味深い。ただし、発症に直接影響すると考えられる機能的変異による多型解析ではないこと、他の民族集団での追試が行われていないものもあることから、慎重に評価すべきであるが、遺伝疫学、遺伝子産物の機能、モデル動物での解析などから、統合失調症関連遺伝子として有望なものが多い。今後も連鎖情報を基盤にした関連遺伝子同定が進んでいくだろう。

D. 関連解析

　最後に神経伝達物質関連遺伝子などに着目した機能的候補遺伝子による関連解析を紹介する。受容体、トランスポーター、チャネル、酵素、成長因子など、きわめて多くの遺伝子多型が世界中の民族集団で調べられ、関連解析が行われている。しかし研究により結果が異なることが多く、関連が証明されたものはきわめて少ない。メタ解析の結果で有意と判断されたものを紹介すると、ド－

パミン D2 受容体（DRD2）の Ser311Cys 多型、セロトニン 2A 受容体（HTR2A）の 102T/C 多型がヨーロッパでのみ、COMT の Val 158/108 Met 多型が TDT でのみ有意であった。

ごく最近、統合失調症患者の末梢リンパ球および死後脳で蛋白リン酸化酵素である AKT1 の低下が見いだされ、さらに AKT1 遺伝子多型との関連も報告されており注目されている。

まとめ

これまでの疫学研究、遺伝研究により、統合失調症は複数の遺伝要因および環境要因が発症に関与し、さらに要因間に相互作用が存在すると考えられる。最大の要因は遺伝要因ではあるが、遺伝要因のみで発症するわけではない。複数の遺伝子が発症に関与すると思われ、一つ一つの遺伝子の関与は、さほど大きくないと思われる。統合失調症患者の子供の罹患危険度は 1/7〜10 人であり、優性遺伝疾患の 1/2 人に比べてはるかに低いことは遺伝カウンセリングなどで強調すべき点である。疫学研究により環境要因も特定されてきているが、これも単一の要因で発症するわけではない。また、患者、家系、民族などに共通な要因もあれば、それぞれで異なることも予測されている。個々の症例で原因を特定することは現段階では困難といえる。また分子遺伝学から得られる知見はきわめて進歩が激しいので、ここに記載した情報（特に分子遺伝学の部分）は数年後には時代遅れになる可能性があることを最後に指摘しておきたい。

〔村竹辰之〕

X. 病因・病態の理解(3)
：薬理生化学研究から

　知覚、思考、情動など統合失調症で異常をきたす精神機能はすべて脳で制御されている。脳は末梢からの入力に対して適切な情報処理を行うための器官であり、そのための中心的な役割を担う細胞は神経細胞（ニューロン）である。神経細胞の構造をみると、そこには情報を受容するための樹状突起と、次の細胞に情報を伝えるための軸索という特徴的な突起が存在し、これらの基本構造をもとに脳内には複雑な神経回路網が形成されている。また軸索の終末部と別の細胞の樹状突起との間にはシナプスと呼ばれる特別な細胞接合部が存在し、神経細胞間の情報伝達は主にこのシナプスを介して行われる。脳内のシナプスはほとんどが化学シナプスといわれる。つまり神経細胞内で発生した電気信号（活動電位）は軸索終末に到着すると神経伝達物質の放出という化学信号に変換され、シナプス後部の特異的受容体に結合してこれを活性化するのである。したがって、統合失調症とは神経回路網の形成ないしシナプス伝達の異常による脳機能の障害であろうと想定することができる。

　これまでに統合失調症の薬理生化学的異常として確立されたものはみあたらない。症状や経過の多様性、治療反応性の個体差などを考慮すると、この疾患の病態がある特定の神経機能の異常として一元的に理解されることは難しいように思われる。それでも近年では、抗精神病薬や精神刺激薬の作用部位を手がかりにすすめられた生化学的知見に、神経病理学や分子遺伝学的研究の成果が付加され、統合失調症の病態が多様な分子の相互作用として議論されるようになってきた。

1. 薬理学的仮説

A. ドーパミン仮説

　統合失調症の薬理生化学的研究の端緒は、最初の特異的治療薬であるクロル

プロマジンの発見までさかのぼることができる。この発見に関与したドレーとドニケルは、クロルプロマジンの有効用量が患者によって大きく異なることに気付いていた。症状の改善のみられる用量では、神経系の副作用としてパーキンソン症状がよく出現した。パーキンソン病は神経伝達物質としてドーパミンを放出する神経細胞が変性することにより生じる神経疾患である。後の研究によりクロルプロマジンのパーキンソン症状は、ドーパミン受容体の亜型のひとつであるD_2受容体の遮断により生じることが明らかとなり、統合失調症の病態はドーパミンの過剰伝達であろうと考えられるようになった。

このドーパミン仮説はいくつかの間接的証拠により長く支持されてきた。第一に、定型抗精神病薬の臨床用量とD_2受容体に対する親和性との間には、直線的な相関関係が存在する。またPET研究では、定型抗精神病薬を服用中の統合失調症患者の線条体においてD_2受容体の70〜89％が薬剤に占拠されること、精神症状の改善度と占拠率は相関しており、錐体外路症状のみられる患者では占拠率の有意に高いことが示された。さらに、ドーパミンの再取り込みを阻害しシナプス間隙のドーパミン濃度を上昇させるアンフェタミンは、統合失調症に類似した幻覚妄想状態を誘発し、これに対し定型抗精神病薬が有効であることも知られている。

B. セロトニン仮説

クロルプロマジンに代用される定型抗精神病薬が幻覚、妄想などのいわゆる陽性症状にのみ有効であるのに対し、クロザピンでは陰性症状に対する効果も認められ、定型抗精神病薬で症状改善の得られなかった患者群における有効性が報告されている。クロザピンには定型抗精神病薬でよくみられる錐体外路性の副作用を起こしにくいという利点もある。このためクロザピンの特異な作用機序について関心が高まり、それはD_2受容体よりもセロトニン受容体の亜型である$5\text{-}HT_{2A}$受容体を相対的に強く阻害するためであると理解されるようになった。それ以前にも、幻覚薬であるLSDがセロトニン受容体に結合するなどの知見により、統合失調症におけるセロトニンの関与が指摘されていたが、クロザピンの登場によりセロトニンの病態形成における役割があらためて注目されている。

C. グルタミン酸仮説

　以前、解離性麻酔薬として医療にも利用されていたフェンサイクリジン（PCP）は、現在では乱用薬物のひとつとして広まっている。同じ乱用薬物であるアンフェタミンやLSDが幻覚や妄想などの陽性症状しか誘発しないのに対し、PCPは陰性症状、認知障害も引き起こす。このことからPCPによる精神症状は統合失調症のよりよいモデルと考えられている。PCPはNMDA型のグルタミン酸受容体を阻害するため、グルタミン酸ニューロン系の機能低下が統合失調症の病態であろうとする仮説が生まれた。グルタミン酸は脳内の主要な興奮性神経伝達物質として大脳皮質どうしをつなぐ連合線維、あるいは大脳皮質と線条体、視床、側坐核、海馬などの皮質下核をつなぐ投射線維の神経伝達に関与し、記憶や学習などの脳機能を調節する。NMDA受容体を遮断するとドーパミン神経終末でのドーパミンの代謝回転が亢進するなど、グルタミン酸系とドーパミン系には前シナプス性、後シナプス性の相互作用が豊富に存在するため、グルタミン酸仮説はドーパミン仮説と矛盾するものではない。またグルタミン酸には過剰な興奮により細胞死をもたらすという興奮毒性があり、NMDA受容体の存在する神経細胞は低酸素や虚血などのストレスにより障害されやすいことから、神経発達の障害とグルタミン酸系の機能低下という関連にも興味がもたれている。

2. 生化学的研究の実際

　統合失調症の生化学的研究として、これまで何が行われてきたのであろう？それは要約すれば、神経科学の進歩によって生まれる新しい手法を取り入れながら、薬理学的仮説の検証を繰り返すという作業であった。1960年代には患者の血液、尿、死後脳を用いて神経伝達物質とその代謝物、合成酵素、分解酵素の測定が行われた。しかしこのような手法により、実際のシナプスで起こる神経伝達の変化を検出することは難しい。1970年代にはより鋭敏な手法として、死後脳における神経伝達物質受容体の変化が測定されるようになった。こ

れは受容体に特異的な薬剤を放射性同位元素で標識することにより、受容体の密度と親和性の定量測定が可能となったことによる。さらに1980年代後半からは受容体やその他のシナプス伝達に関与する分子が次々にクローニングされ、分子生物学的手法が盛んに用いられるようになった。

現在では神経回路網の形成ないしシナプス伝達に関与する分子の発現を、遺伝子レベル、蛋白レベルで解析することに主眼が置かれている。その手法はさまざまであるが、基本的には特定の脳部位から抽出したmRNAや蛋白を抽出して定量的に測定する方法と、脳切片を用いてそこに存在するmRNAや蛋白その切片中での発現の局在や量を検出する方法がある。前者は定量性に優れ、後者はその分子の2次元的な脳内分布や細胞レベルでの対応を評価できるという利点があるため、脳内の生化学的な変化は神経病理学的な視点からも再検討されるようになってきた。

3. 生化学的研究の成果

A. ドーパミン系

シナプス間隙に放出されたドーパミンは分解酵素によりDOPAC、HVAという代謝物に変化する。したがってドーパミンとその代謝物を同時に測定することでドーパミン系の機能を代謝回転として推定することができる。なかでも血漿中のHVAは脳内ドーパミン系の変化をよく反映する。たとえば、定型抗精神病薬を健常者に単回投与すると血漿HVAは増加し、長期投与では逆に減少する。統合失調症患者での血漿HVAの変化は必ずしも一致しないが、抗精神病薬投与前の血漿HVAが高く、投与直後に増加、その後減少というパターンのみられる患者は症状の改善が良好である。このため血漿HVAは治療反応性の予測に有用であるといわれている。

同様に死後脳を用いた研究でも、ドーパミンとHVAの変化が報告されている。その結果は測定した脳部位により異なり、ドーパミンの増加は側坐核と線条体、HVAの増加は側坐核、線条体と大脳皮質で認められる。また、受容体

結合実験により、統合失調症患者の線条体ではD_2受容体数の増加していることが示された。これらはいずれも比較的再現性のよい結果として認められているが、死後脳をサンプルとしているため抗精神病薬の長期投与の影響を無視できないという欠点がある。これに対し、たとえば、同じ抗精神病薬投与を受けていても、アルツハイマー病やハンチントン病の脳内では統合失調症のような顕著なD2受容体数の増加がみられないなど、抗精神病薬の影響を疑問視するデータも報告された。しかしそれでも、死後脳研究の結果がドーパミン仮説を直接支持する証拠として認められるには至らなかった。

その後、D_2受容体数の変化はPETにより生体内で直接計測されるようになった。PETでは放射性同位元素で標識した受容体特異的な薬剤を患者に投与し、その脳内での結合パターンの変化を経時的に画像化できるため、死後脳研究の欠点を克服できる方法として注目された。しかし初期の研究では、未治療の統合失調症患者のD_2受容体数について、線条体において健常者の2～3倍に増加するという結果と、有意な変化がみられないとする結果が、ほぼ同時期に異なる研究施設から報告された。この不一致は異なる放射性薬剤、異なる解析モデルを用いた結果であろうといわれたが、その後の議論も平行線に終わった。これに対し、その後の研究では、D_2受容体数そのものよりもPET画像に反映されるシナプス間隙のドーパミン濃度の変化が注目されるようになった。つまり、生体内でのドーパミンの増加は同じ受容体に結合する放射性薬剤の減少として検出できるのである。アンフェタミン投与による線条体のドーパミン増加について検討すると、統合失調症患者では健常者よりもドーパミンが有意に増加すること、これに伴って陽性症状が一時的に悪化することがわかった。この結果はドーパミン仮説を初めて直接的に証明したものとして受け入れられている。そして研究の主眼は、仮説の証明そのものよりも、ドーパミンの過剰伝達をもたらす分子機構の解明に移行しつつある。ドーパミンは神経終末で合成、貯蔵され、シナプス小胞によりシナプス間隙に放出された後、一部は分解され一部はトランスポーターによって神経終末に再び取り込まれる。したがってドーパミンの過剰伝達はこの段階のどこかの異常で起こるものと考えられる。

B. セロトニン系

　セロトニンの代謝物である5-HIAAの脳脊髄液中濃度は、脳内のセロトニンの代謝回転を反映するとされている。しかし統合失調症における5-HIAAのコントロールと比べた場合、変化なしとする報告が多く、ドーパミン系のような再現性のある知見は得られていない。一部の報告では、BPRSの陰性症状得点が増加すると脳脊髄液中の5-HIAAが増加する、CT画像上の脳萎縮が大きいと5-HIAAが減少することが示されている。

　死後脳を用いた受容体結合実験では、前頭葉を中心とした皮質領域における5-HT$_{2A}$受容体数の減少と5-HT$_{1A}$受容体数の増加が示された。この結果には比較的再現性があり、さらに5-HT$_{2A}$受容体数の減少は遺伝子発現量の減少としても確認された。5-HT$_{2A}$受容体はセロトニンによる刺激で機能亢進状態となり、受容体数を減少させる。したがって5-HT$_{2A}$受容体数の減少は、この受容体を介したセロトニンの過剰伝達を反映するものと考えられている。多くの神経細胞において、5-HT$_{2A}$受容体と5-HT$_{1A}$受容体の機能は拮抗しあうため、統合失調症におけるこれらの受容体の変化は、セロトニン系の機能異常を強く示唆するものといえる。

C. グルタミン酸系

　グルタミン酸仮説を示唆する最初の報告としては、脳脊髄液中のグルタミン酸濃度の低下が挙げられる。しかしその後の研究で、この結果は支持されていない。これに対し、死後脳を用いた受容体結合実験では比較的一致した所見として、前頭葉におけるグルタミン酸受容体数の増加が報告されている。グルタミン酸ニューロンにはNAAGという神経ペプチドが高濃度に存在する。NAAGはグルタミン酸の前駆体であり、NMDA受容体に対してはそれ自体が拮抗剤として作用するため、NAAGの増加はグルタミン酸系の機能低下を示唆するものとされている。統合失調症では、前頭葉と海馬においてNAAGの増加とグルタミン酸の減少がみられる。したがって、前頭葉におけるグルタミン酸受容体数の増加は、グルタミン酸系の機能低下に対する代償性の変化と解釈でき、これらの結果はグルタミン酸仮説を裏付けるものとされている。

　クローニングと遺伝子発現実験を用いた基礎研究により、グルタミン酸受容

体はイオンチャネル型と代謝型に大別されること、前者はさらにNMDA型、AMPA型、KA型に分けられ、それぞれが複数のサブユニットにより形成されることが明らかにされている。統合失調症の死後脳でこれらのサブユニットの発現量をみると、前頭葉ではNMDA受容体を形成する5つのサブユニット（NR1,NR2A-D）のうちNR2Dのみが増加し、海馬ではAMPA受容体の4つのサブユニット（GluR1-4）のうちGluR1、GluR2が減少していた。グルタミン酸受容体サブユニットの一部は、脳の発達段階によって制御されており、神経回路網の形成には正常なグルタミン酸系の機能が必要とされることから、これらサブユニットの異常は神経発達の異常とも関連するものと考えられている。

4. 神経病理学への展開

　統合失調症で一致した神経病理学的変化として、脳の拡大と前頭葉および海馬の萎縮が指摘されている。これらの変化は神経変性疾患でみられるようなグリアの増生を伴わない。さらに、CTやMRI画像をみると、これらの変化は発症時点ですでに存在している。このため統合失調症では、胎生期中期を中心として起きた何らかの侵襲により、神経発達が障害されているとの仮説が生まれた。
　さらに詳細な病理学的検索では、海馬における錐体細胞の縮小ないし細胞数の減少、前頭葉および前部帯状回における介在ニューロン数の減少などがみられた。また、微細な細胞構築の異常として海馬の一部や嗅内野における細胞配列異常も報告され、この原因として脳の形成過程における神経細胞の遊走障害があるのではと注目された。神経細胞は脳室周囲の細胞層から白質内を異動して脳の層構造を形成する。その過程の異常を示唆する変化として、脳の発達段階で一過性に出現し神経細胞の遊走に関与する細胞（interstitial neuron）の皮質下白質における分布異常、神経細胞の配置を決定する細胞外基質であるリーリンの減少が報告された。しかし、細胞構築異常そのものに再現性がないこともあり、これらの報告に対しては批判的な意見が多い。これに対し、特に海馬では神経細胞の縮小が複数の研究グループによる一致した所見とされており、

前頭葉および海馬の萎縮は主に神経細胞の縮小によるとの考え方が優勢である。神経細胞の縮小は神経突起の減少、つまり軸索と樹状突起によるシナプス結合の減少が存在することを示唆しており、統合失調症における脳機能の変化は神経回路網の異常に由来するかもしれないとの予測と一致するものである。

さらに、シナプス結合の減少は、生化学的手法の導入により分子レベルでも確認されつつある。これまでに、神経終末のマーカーとしてシナプトフィジンとその関連蛋白、軸索のマーカーとしてMAPなどが用いられ、これらの分子の前頭葉と海馬における減少が複数のグループより報告された。特に前頭葉においては、cDNAマイクロアレイを用いて多数のmRNAの発現パターンを一度に解析する発現プロファイリングでも、神経終末の機能に関連した遺伝子群の減少が示されている。また、シナプス結合の異常による機能的変化を探る目的で、抑制性の神経伝達物質であるGABA合成酵素（GAD）の変化も検討された。一次視覚野を用いた神経回路網の研究では、GABA作動性の介在神経細胞の活動は、視床を介した知覚入力に依存しており、それに伴って細胞体の大きさやシナプス結合数が変化することがわかっている。GADはGABAニューロンのマーカーである。統合失調症では前頭葉と海馬においてGADの低下が認められた。このことはGABAニューロンへの入力が低下していることを意味し、神経細胞の縮小によるシナプス結合の減少が機能的変化をもたらすことの実例である。

それでは、統合失調症ではなぜ神経細胞が萎縮するのであろう？　現在では多数の分子シグナルが脳の発生、分化、形態形成を制御することがわかっている。またシナプス結合の形成、維持にはサイトカインや神経栄養因子が関与する。これまでにBDNF、NT-3、EGFなどの変化が検討されたが一致した結果を得るには至っておらず、神経発達障害の分子基盤の解明は今後の課題として残されている。

5. 分子遺伝学への展開

分子遺伝学の分野で統合失調症の発症に関与する遺伝子として認知されたも

のはまだ存在しない。しかし最近報告されたいくつかの遺伝子には、生化学的研究の成果と符合するところがあり、発症脆弱性に関与するものとして注目されている。

　なかでもCOMTは統合失調症の一部の患者で欠失の認められる遺伝子領域（22q11）に存在し、遺伝子変異による機能変化が統合失調症の病態と関連付けられた最初の遺伝子である。COMTはドーパミン、ノルアドレナリンの分解に関与する酵素のひとつである。ドーパミン系のシナプス伝達が通常は神経終末のトランスポーターによるドーパミンの再取り込みによって終結するのに対し、前頭葉ではトランスポーターの発現が低くCOMTの活性がシナプス間隙のドーパミン量を決定することがわかっている。COMTの比較的頻度の高い変異として、158番目のコドンのバリンからメチオニンへの置換があり、メチオニン型では酵素活性は通常の25％にまで低下する。統合失調症では健常者に比べてバリン型COMTの頻度が高く、バリン型COMTをもつ患者は前頭葉機能検査の成績が悪い。また検査施行中の前頭葉の賦活が不十分なこともファンクショナルMRIにより明らかにされた。これはメチオニン型に比べてバリン型COMTの酵素活性が高いために、前頭葉のドーパミンの分解がすすみドーパミン系の機能が低下するためであろうといわれている。このことは、一見すると線条体におけるドーパミンの過剰伝達という従来の生化学的所見に矛盾している。しかし実験動物では、前頭葉に投射するドーパミンニューロンを損傷すると、線条体に投射するドーパミンニューロンは代償性に活性化することが知られている。したがってバリン型COMTによる統合失調症の前頭葉機能低下は、線条体のドーパミン過剰伝達の一部が分解酵素の活性変化により起こり得ることを示しているといえるかもしれない。

　一方、ニューレグリン1はアイスランドの家系研究により、統合失調症に相関する遺伝子として同定された。ニューレグリン1はグルタミン酸ニューロンのシナプス小胞に存在し、シナプス間隙に放出されてNMDA受容体の発現を制御するほか、発達段階では神経細胞の遊走、分化を促進する。他に最近統合失調症との相関の指摘された遺伝子の中で、DAAOとG72はNMDA受容体の調節物質であるD-セリンの代謝に関与し、RGS4は代謝型グルタミン酸受容体などのG蛋白共役型受容体を制御する。RGS4は先述の遺伝子発現プロファイ

リングでも、前頭葉での減少が報告された分子のひとつである。これらの遺伝子が本当に統合失調症の脆弱性に関与するのか現段階ではっきりしたことはいえないが、グルタミン酸系の機能低下ないし神経発達の障害に関与する遺伝子を解明する手掛かりとなるであろう。

まとめ

　統合失調症の生化学的研究は、抗精神病薬の作用機序、および精神病症状を呈する乱用薬物の作用機序を手掛かりに提唱されたドーパミン仮説、セロトニン仮説、グルタミン酸仮説をもとに展開されてきた。そしてそれぞれの仮説を支持するような結果が報告されてきている。それらの結果は患者の血液、脳脊髄液あるいは死後脳をサンプルとした神経伝達物質およびその代謝物の測定、受容体結合実験、シナプス伝達に関連する分子の遺伝子発現、蛋白発現の解析により得られたものである。さらに最近の研究では、シナプス形成の障害がこれらの神経系の機能異常の背景に存在することも示唆されている。これまでの研究成果により、統合失調症の病態はいくつかの側面から理解されつつあるということができるだろう。しかしその病態を簡潔に説明するような決定的な機序はいまだに解明されていないのも事実である。はじめに述べたように、この疾患の異種性を考慮すればそれも無理からぬことかもしれないが、統合失調症をひとつの疾患単位として成立させているいくつかの臨床特徴、たとえば思春期以降の発症、その時期の心理社会的ストレス因子に対する脆弱性、地域差のない有病率などが、より本質的な脳機能の異常に由来すると想定することも可能である。今後は薬理学的仮説を離れた新しい視点により、統合失調症の生化学的病態がさらに解明されるものと期待される。

（高橋誠、豊岡和彦）

文　献

II 章

1) Ciompi L: Catamnestic long-term study on the course of life and aging of schizophrenia, Schizophrenia Bull 6: 606-618, 1980.
2) Evenson RC, Wood JB, Nuttall EA, et al.: Suicide rates among public mental health patients. Acta Psychiatr Scand 66: 254-264, 1982.
3) Frangou S, Murray RM: Schizophrenia. Martin Dunitz Ltd, London, 1996.
4) Harrison G, Hopper K, Craig T, et al.: Recovery from psychotic illness: A 15- and 25-year international follow-up study. Br J Psychiatry 178: 506-517, 2001.
5) Kaplan HI, Sadock BJ: Schizophrenia. Synopsis of Psychiatry, 9th ed, pp 471-504, Williams & Wilkins, Philadelphia, 2002.
6) 北村俊則：精神・心理症状学ハンドブック, 日本評論社, 東京, 2003.
7) 高橋三郎, 大野裕, 染矢俊幸（訳）：DSM―IV―TR 精神疾患の診断・統計マニュアル, 291-309, 医学書院, 東京, 2002.
8) 中根允文：臨床経過と予後の変遷から見た統合失調症. 精神医学 45(6)：575-582, 2003.
9) 日本精神神経学会監訳：米国精神医学会治療ガイドライン―精神分裂病. pp18-20, 医学書院, 1999.
10) 宮真人, 渡会昭夫, 小川一夫, 中沢正夫：精神分裂病の長期社会適応経過. 精神誌 86: 736-767, 1984.

III 章

1) American Psychiatric Association: Diagnostic and statistical manual of mental disorders, third edition. APA, Washington DC (1980).
2) American Psychiatric Association: Diagnostic and statistical manual of mental disorders, third edition-revised. APA, Washington DC (1987) –高橋三郎（訳）: DSM-III-R 精神障害の診断・統計マニュアル. 医学書院, 東京 (1988).

3) American Psychiatric Association: Diagnostic and statistical manual of mental disorders, fourth edition. APA, Washington DC (1994) 一高橋三郎, 大野裕, 染矢俊幸 (訳): DSM-, 精神疾患の診断・統計マニュアル. 医学書院, 東京 (1996).
4) 北村俊則: 精神医学における操作的診断基準とDSM-Ⅲ-R 一従来診断の実証的視点の欠落に触れてー. 精神科治療学 6: 521-531 (1991).
5) 中村道彦: 米国における診断基準の発展. 精神科MOOK 高橋三郎ほか (編), 第28巻, 精神科診断基準, pp68-81, 金原出版, 東京 (1992).
6) Sartorius N: ICD-10 歴史, 特徴とその応用をめぐって. 精神医学 36: 452-457 (1994).
7) 高橋三郎, 山根秀夫, 花田耕一 他: DSM-III 診断基準の適用とその問題点, その1. DSM-ⅡからDSM-Ⅲへ. 臨床精神医学 9: 1097-1105 (1980).
8) 高橋三郎: 精神医学における診断と分類の意義. 精神科MOOK 高橋三郎ほか (編), 第28巻, 精神科診断基準, pp1-9, 金原出版, 東京 (1992).
9) World Health Organization: The ICD-10 classification of mental and behavioral disorders: clinical descriptions and diagnostic guidelines. WHO, Geneva (1992) 一融道男, 中根允文, 小見山実 (監訳): ICD-10 精神および行動の障害 臨床記述と診断ガイドライン. 医学書院, 東京 (1993).
10) World Health Organization: The ICD-10 classification of mental and behavioral disorders: diagnostic criteria for research. WHO, Geneva (1993) 一中根允文, 岡崎祐士, 藤原妙子 (訳): ICD-10 精神および行動の障害 DCR研究用診断基準. 医学書院, 東京 (1994).

Ⅳ 章

1) Andreasen NC: Negative symptoms in schizophrenia. Definition and reliability. Arch. Gen. Psychiatry, 39: 784-788, 1982.
2) Andreasen NC: The scale for the assessment of positive symptoms (SAPS). University of Iowa: Iowa City. 1984. (岡崎祐士, 安西信雄, 太田敏男, 他訳: 陽性症状評価尺度 (SAPS). 精神科診断学 3: 365-377, 1992)
3) Kay SR, Opler LA: The positive-negative dimension in schizophrenia: its validity and

significance. Psychiatr Dev 5: 79-103, 1987.
4) Overall JE, Gorham DR: The brief psychiatric rating scale. Psychol Rep 10: 799-812, 1962.
5) Kay SR, Opler LA, Fiszbein A. The Positive and Negative Syndrome Scale (PANSS). Rating Manual. Multi Health System, Toronto, 1990.
6) 山田寛, 増井寛治, 菊本弘次: 陽性・陰性症状評価尺度 (PANSS) マニュアル. 星和書店, 東京, 1991.
7) Kay SR, Opler LA, Spitzer RL et al: SCID-PANSS: two-tier diagnostic system for psychotic disorders. Compr Psychiatry 32: 355-361, 1991.
8) Kay SR, Opler LA, Lindenmayer JP: Reliability and validity of the positive and negative syndrome scale for schizophrenics. Psychiatry Res 23: 99-110, 1988.
9) Kolakowska T: Brief psychiatric rating scale. Glossary and rating instructions. Oxford University, Oxford, 1976.
10) 伊藤斉, 高橋良, 吉本静志: 883-S 臨床試験における Brief Psychiatric Rating Scale (BPRS) 症状評価実施の手引き. CLN 研究会, 1992.
11) 松原達哉: 心理テスト法入門―基礎知識と技法習得のために. 日本文化科学社, 東京, 2002.
12) MMPI 新日本版研究会: MMPI マニュアル. 三京房, 京都, 1993.
13) 辻岡美延: 新性格検査法. Y-G 性格検査実施・応用・研究手引. 日本・心理テスト研究所, 1982.
14) First MB, Gibbon M, Spitzer RL, W. Williams JBW, Benjamin LS: User's Guide for the Structured Clinical Interview for DSM-IV Axis II Personality Disorders: SCID-II. American Psychiatric Press, Washington DC and London, 1997.
15) 高橋三郎, 大曽根彰訳: SCID-II DSM-IV II 軸人格障害のための構造化面接. 医学書院, 東京, 2002.

V 章

1) Fenton, W.S., Schooler, N.R.: Editors' introduction: Evidence-based psychosocial treatment for schizophrenia. Schizophr. Bull., 26: 1-3, 2000.

2) 池淵恵美: 個人精神療法と心理社会的治療の関わり. 精神科臨床サービス, 2: 252-258, 2002.
3) 後藤雅博編: 家族教室のすすめ方. 金剛出版, 東京, 1998.
4) Bustillo, J.R., Lauriello, J., Horan, W.P. et al.: The psychosocial treatment of schizophrenia: an update. Am. J. Psychiatry, 158: 163-175, 2001.
5) Liberman, R.P., DeRisi, W.J., Mueser, K.T.: Social Skills Training for Psychiatric patients. (池淵恵美監訳:精神障害者の生活技能訓練ガイドブック. 医学書院, 東京, 1992.)

Ⅵ 章

1) 染矢俊幸, 他: 統合失調症の薬物療法. 臨床精神薬理ハンドブック (樋口輝彦, 小山司, 神庭重信編). pp107-123. 医学書院, 2003.
2) 日本医薬情報センター (編): 医療薬日本医薬品集 2004 (第 27 版). じほう, 2004.
3) 佐藤光源, 他 (訳): 米国精神医学会治療ガイドライン精神分裂病. 医学書院, 1999.
4) 染矢俊幸, 他: 新世代の抗精神病薬: 維持療法への有用性. 毎日ライフ 32 (1): 29-32, 2001.

Ⅶ 章

1) 広兼元太, 染矢俊幸, 柴崎守和ほか: BRP 代謝の個体差と臨床症状改善度との関連. 神経精神薬理 19: 39-49, 1997.
2) 石橋正, 大野行弘, 徳田久美子ほか: 塩酸 perospirone 主要代謝産物の中枢薬理作用. 基礎と臨床 31: 893-902, 1997.
3) Kronig MH, Munne RA, Szymanski S, et al.: Plasma clozapine levels and clinical response for treatment-refractory schizophrenic patients. Am J Psychiatry 152 (2):179-82, 1995.
4) Perry PJ, Miller DD, Arndt SV, et al.: Clozapine and norclozapine plasma concentrations and clinical response of treatment-refractory schizophrenic patients. Am J Psychiatry 148 (2): 231-5, 1991.

5) Perry PJ, Lund BC, Sanger T, et al.: olanzapine plasma concentrations and clinical response: acute phase results of the North American olanzapine Trial. J Clin Psychopharmacol 21 (1) : 14-20, 2001.
6) Roh HK, Kim CE, Chung WG, et al.: risperidone metabolism in relation to CYP2D6*10 allele in Korean schizophrenic patients. Eur J Clin Pharmacol 57 (9) : 671-5, 2001.
7) Scordo MG, Spina E, Facciola G, et al.: Cytochrome P450 2D6 genotype and steady state plasma levels of risperidone and 9-hydroxyrisperidone. Psychopharmacology (Berl) 147 (3) : 300-5, 1999.
8) Skogh E, Reis M, Dahl ML, et al.: Therapeutic drug monitoring data on olanzapine and its N-demethyl metabolite in the naturalistic clinical setting. Ther Drug Monit 24 (4) : 518-26, 2002.
9) 染矢俊幸, 広兼元太, 高橋三郎ほか: HAL代謝の個体差と臨床症状改善度との関連. 神経精神薬理 18: 511-519, 1996.

Ⅷ 章

1) 中田 力, 北村秀明: 精神疾患脳画像の最近の進歩と知見: MRIで可視化できる脳構造・機能. 臨床精神医学 30 (8) : 915-918, 2001.
2) Ⅲ 精神分裂病, 各論-精神疾患への画像診断の応用, S10巻 精神科臨床における画像診断, 臨床精神医学講座, 中山書店, 東京, 2000.

Ⅸ 章

1) Gottesmann, I. I. Schizophrenia Genesis. W. H. Freeman and Company (New York) 1991.

Ⅹ 章

1) Harrison, P. J. & Owen, M. J. Genes for schizophrenia? Recent findings and their

pathophysiological implications. Lancet 361, 417-9. (2003).
2) Mirnics, K., Middleton, F. A., Lewis, D. A. & Levitt, P. Analysis of complex brain disorders with gene expression microarrays: schizophrenia as a disease of the synapse. Trends Neurosci 24, 479-86. (2001).
3) Sawa, A. & Snyder, S. H. Schizophrenia: diverse approaches to a complex disease. Science 296, 692-5. (2002).
4) 松下正明 総編集「臨床精神医学講座2 精神分裂病I」中山書店 p149-167, 219-238 (1999).
5) 日本生物学的精神医学会 編 三國雅彦, 樋口輝彦 編集「脳シグナルカスケードと精神疾患」学会出版センター (1997).
6) 森 寿, 真鍋俊也, 渡部雅彦, 岡野栄之, 宮川 剛 編集「脳神経科学イラストレイテッド」羊土社 (2000).

索　引

数字

1A2　71
22q11欠失症候群　91
2C19　71
2C9　71
2D6　71
3A4　71, 72
5-HIAA　100
9-OH RIS　70
9-水酸化リスペリドン（9-OH RIS）　70

A

アンヘドニア　1, 13
アレル　69
悪性症候群　59
安定化期　15
安定期　15
ACT（Assertive Community Treatment）　51
ATP　77

B

ビニ Bini　6
ブロムペリドール（BRP）　67, 68, 69
文章完成法 Sentence Completion Test（SCT）　44
物質による精神病性障害　**34**
病型分類、統合失調症　28
BPRS（Brief Psychiatric. Rating Scale）　40, 71
BPRS使用手引き　42
BRP　69, 70, 72, 73

C

チェルレッティ Cerletti　6
チトクローム P450（CYP）　63, **69**
遅発性ジスキネジア　58
鎮静作用　54
治療　4
治療的飽和（therapeutic plateau）　73
治療的濃度監視　68
長期転帰　16
calcineurin A γ subunit　91
CBZ　69, 70, 71, 72
Ciompi　16
Clozapine（CLZ）　**70**, 71
COMT　103
CYP1A2　69, 70, 71
CYP2C19　69
CYP2C9　69
CYP2D6　**69**, 70, 71
CYP3A4　**69**, 70, 71, 72

D

デポ剤　57
ドレー Delay　7
ドニケル Deniker　7
ドーパミン仮説　78, **95**
伝達不平衡テスト（TDT）　92
D_2受容体遮断作用　54
DSM-II軸パーソナリティ障害のための構造化面接 Structured Clinical Interview for DSM-IV Axis II Personality Disorders SCID-II　45
DSM-IV-TR　3

DISC1　91
DOPAC　98
DSM-I　21
DSM-II　22
DSM-III　21, 22
DSM-IV　21, 23, 24
DSM-IV診断基準、統合失調症　25
Dysbindin　91

E

エガス・モーニッツ Egas Moniz　6
エミール・クレペリン Emil Kraepelin　5
オイゲン・ブロイラー Eugen Bleuler　5
EE ; Expressed Emotion　49

F

ファンクショナル MRI（fMRI）　80
フェニトイン　71
フルボキサミン　71

G

ゲノムスキャン　90
グルタミン酸　78
グルタミン酸仮説　**97**, 100
画像研究　75, 81
幻聴　9
幻聴、会話性　10
幻覚　9
幻味　9
幻触　9
幻臭　9
幻視　9
G72　91
GAD　102
GABA　78
GAF　25

H

ハロペリドール（HAL）　7, 67, 68
波状型　16
反響症状　12
発生率　83
発症年齢　84
発達障害仮説　101
併用禁忌　62
偏見　2
被毒妄想　10, 11
被害妄想　11
肥満　67
非社会性　1
非定型抗精神病薬　67, 68, 72
非定型（新規）抗精神病薬　67
発作療法　6
漂流仮説　84
HAL　70, 72, 73
HVA　98
Hypofrontality　79
$H_2{}^{15}O$-PET　79

I

イトラコナゾール　69
一度親族　87
遺伝　4
遺伝カウンセリング　93
遺伝率　86
遺伝的異質性　91
維持療法　57, **64**
陰性症状　1, 12, 37, 67
一般身体疾患による精神病性障害　33
意欲低下　1, 13
ICD-10　3, 21, **22**
ICD-10 DCR　23
ICD-6　21

ICD-9　22

J

磁気共鳴画像法（MRI）　76
自己臭妄想　10
持効性抗精神病薬　57
人格検査、質問票による　45
自殺　14
自律神経症状　59
情報分散　23
従来型抗精神病薬　53, **54**

K

けいれん発作　54, 59
ケイン Kane　7
カルバマゼピン（CBZ）　69
ケースマネージメント（ケアマネージメント）　51
クレジイ Klaesi　7
コンピュータ断層撮影（CT）　75
クエチアピン（QTP）　8, 67, **71**
クロルプロマジン　7, 96
クロザピン　7
クロザピンの再発見　8
クルト・シュナイダー Kurt Schneider　5
過鎮静　61
快感消失（アンヘドニア）　13
海馬　76
海馬傍回　76
解体型　28
解体型の診断基準　29
解体症状　12
会話性の幻聴　10
家系研究　87
鑑別　3
鑑別不能型の診断基準　29
鑑別診断、統合失調症に関する　34
感情鈍麻　1, 13

感情の平板化　13
感情の解体　12
感情表出　49
関係妄想　11
環境要因　4, 85
簡易精神症状評価尺度 Brief Psychiatric Rating Scale（BPRS）　37, **40**
関連解析　92
観察/解釈分散　23
家族療法　48
経過に関する記載、統合失調症　31
鑑別不能型　28
血圧低下作用　62
血中濃度　68, 69, 70
血中濃度モニタリング　64, 67, 68
気分に一致しない精神病性の特徴を伴う気分障害　**34**
基準分散　23
危険度比　86
起立性低血圧　54
気脳写　75
緊張型　28
緊張型の診断基準　29
緊張病症状　12
誇大妄想　11
高プロラクチン血症　54
抗パーキンソン薬　58
抗コリン性副作用　59
抗ノルアドレナリン性副作用　59
行動の解体　12
抗精神病薬、従来型　53
抗精神病薬、新規　53
構造化面接による症状評価　43, 45
強硬症　12
共有精神病性障害　33, **34**
拒絶症　12
急性型　15

急性期　15
急性アカシジア　58
急性ジストニア　58
急性期治療　**63**
Kakiuchi　89

L

ラディスルス・メドゥナ Ladislus Meduna　6
リマ LIma　6
living skills　50

M

マンフレッド・ザーケル Manfred Sakel　6
メルツァー Meltzer　7
メトロゾール　6
ミネソタ多面人格目録　15, 45
命令自動　12
水中毒　13
問題解決技能訓練　49
問題解決訓練　**51**
妄想型　28
妄想型の診断基準　29
妄想性障害　33, **34**, 88
無感情　1
無顆粒球症　61, 71
MR スペクトロスコピー（MRS）　77
Minnesota Multiphasic Inventory（MMPI）　45

N

ニューレグリン1　103
日常生活技能　50
認知機能障害　61
認知行動療法　48
脳波異常　59
脳萎縮　76
脳の生物学的発症脆弱性　1
N-acetylaspertate（NAA）　77

NAAG　100
neuregulin 1　91
NMDA受容体　92

O

オランザピン（OLZ）　8, 67, **71**
occupatinal therapy（OT）　52

P

パーキンソニズム　58
ポール・ヤンセン Paul Janssen　7
ペロスピロン（PER）　8, 67, 72
フィリップ・ピネル Philippe Pinel　5
ピアカウンセリング　52
PER　72
PET　99
PDE　77
PME　77
PANSS　38
prepulse inhibition　92

Q

QTP　71, 72
QT延長　61

R

レクリエーション療法　52
リスペリドン（RIS）　8, 67, **70**
ロボトミー　6
ロールシャッハ・テスト Rorschach Test　44
恋愛妄想　11
連合弛緩　12
連鎖解析　90
離脱症状　62
罹患危険度　83
臨床検査　43
蝋屈症　12

力価	54
λs	87
RIS	70

S

セロトニン	72
セロトニン仮説	**96**
セロトニン・ドーパミン拮抗薬	54
セロトニン 5-HT$_2$ 受容体遮断作用	54
セルフヘルプグループ	52
シプロフロキサシン	71
スルピリド	70
スルトプリド	70
スティグマ（烙印）	2
作業療法	52
作為思考	11
作為体験	11
生物学的治療法	6
性機能障害	60
精神病後抑うつ	13
精神病性	32
精神病性障害、特定不能	35
精神病性障害用判定系統樹	27
染色体異常	91
社会的問題	2
社会適応	16
職業復帰療法	4
死後脳	98
支持的精神療法	48
思考（考想）伝播	11
思考（考想）吹入	11
思考の貧困	1, 13
診断上の問題	3
診断基準	3
診断基準、統合失調症	26
診断基準、解体型	29
診断基準、鑑別不能型	29
診断基準、緊張型	29
診断基準、妄想型	29
診断基準、残遺型	29
新規抗精神病薬	53, **54**
心理教育	48
心理社会的治療	1, 4
心理社会的ストレス因子	1
心理テスト	43
身体疾患による精神病性障害	**34**
脂質代謝異常	67
嫉妬妄想	11
失調型パーソナリティ障害	34, 88
失調感情障害	33, **34**, 87
質問票による人格検査	45
側頭葉	79
側脳室の拡大	76
相互作用	69
操作的診断基準	23
双生児研究	88
錐体外路症状	53, **57**
錐体外路症状（パーキンソン症状）	67
社会生活技能訓練	50
症状評価	37
症状評価、構造化面接による	43
症状評価、統合失調症	37
Schneider の"一級症状"	28
SDA; serotonin dopamine antagonist	54, 79
SIADH	60
SST; Social Skills Training	50

T

体感幻覚	9, 10
対立遺伝子（アレル）	69
耐糖能異常	60, 67
体重増加	56, 60
多軸システム	24

単一光子放射コンピュータ断層撮影法
　　（SPECT）　78
単純型　16
短期精神病性障害　33, **34**
定型（従来型）抗精神病薬　67, 68, 74
特定不能の精神病性障害　33, **34**, 35
統合失調症に関する鑑別診断　34
統合失調症の概要　1
統合失調症の診断基準　26
統合失調症のDSM-IV診断基準　25
統合失調症の病型分類　28
統合失調症の経過に関する記載　31
統合失調症の症状評価　37
統合失調症様障害　33, **34**, 88
TDM　72, 73, 74
Torsade de Pointes　61

Y

薬物治療　1
薬物血中濃度　67, **68**
薬物療法　4, 6
薬物相互作用　**69**

抑うつ症状　61
陽電子放射断層撮影法（PET）　78
陽性・陰性症状評価尺度 Positive and
　　Negative Syndrome Scale（PANSS）
　　37, **38**
陽性症状　1, 9, 37, 67
養子研究　89
有効濃度域 therapeutic window　72
YG（谷田部ギルフォード）性格検査　45

Z

残遺型　28
残遺型の診断基準　29
脆弱性　2
前駆期　15
前駆症状　15
前方活性低下 hypofrontality　79
前部帯状回　79
前頭葉　79
前頭前野　79
前頭葉白質切截術　6

© 2004　　　　　　　　　　　　　　第1版発行　2004年7月5日

新現代精神医学文庫
統合失調症　　（定価はカバーに表示してあります）

|検印省略|

監　修　　樋　口　　輝　彦

編　著　　染　矢　　俊　幸

発行者　　　　　服　部　秀　夫
発行所　　　株式会社　新興医学出版社
〒113-0033　東京都文京区本郷6丁目26番8号
電話　03（3816）2853　　FAX　03（3816）2895

印刷　株式会社 藤美社　　ISBN4-88002-470-8　　郵便振替　00120-8-191625

- 本書の複製権・翻訳権・譲渡権・公衆送信権（送信可能化権を含む）は株式会社新興医学出版社が所有します。
- JCLS 〈(株)日本著作出版権管理システム委託出版物〉
  本書の無断複写は著作権法上での例外を除き禁じられています。複写される場合は，その都度事前に(株)日本著作出版権管理システム（電話03-3817-5670，FAX 03-3815-8199）の許諾を得てください。